绝密★启用前

考生姓名	
考生编号	

国家执业药师资格考试最后密押5套卷
中药学专业知识(二)试卷(1)

考生注意事项

1. 考生必须严格遵守各项考场规则。
   (1) 在考试开考15分钟后不得入场。
   (2) 交卷出场时间不得早于考试结束前30分钟。
   (3) 交卷结束后,不得再进考场续考,也不得在考场附近逗留或交谈。
2. 答题前,考生须在答题卡上填写考生姓名、报考单位和考生编号,同时涂写考试科目和考生编号的信息点。
3. 答案必须按要求涂写在指定的答题卡上,写在其他地方无效。
   (1) 填涂部分应该按照答题卡上的要求用2B铅笔完成,若要改动,必须用橡皮擦干净。
   (2) 书写部分必须用(蓝)黑色字迹钢笔、圆珠笔或签字笔在答题卡上作答。字迹要清楚。
4. 考试结束后,将答题卡装入原试卷袋中,试卷交给监考人员。

中药学专业知识(二)试卷(1)

一、最佳选择题(共40题,每题1分。每题的备选项中,只有1个最符合题意。)

1. 既能发表解肌,又能升阳止泻的药物是
   A. 升麻　　　　　B. 葛根　　　　　C. 柴胡
   D. 桑叶　　　　　E. 薄荷

2. 性寒,既能泻水逐饮,又能消肿散结的是
   A. 巴豆　　　　　B. 大黄　　　　　C. 芫花
   D. 甘遂　　　　　E. 千金子

3. 千年健的功效是
   A. 祛风湿,强筋骨　　B. 祛风湿,利小便　　C. 祛风湿,解热毒
   D. 祛风湿,通经络　　E. 祛风湿,降血压

4. 生姜和肉豆蔻均有的功效是
   A. 涩肠　　　　　B. 发表　　　　　C. 温中
   D. 止咳　　　　　E. 止汗

5. 菊花的主治病证不包括
   A. 燥咳痰黏　　　　B. 温病初起　　　　C. 毒疮
   D. 眼目昏花　　　　E. 肝阳头痛

6. 功能疏散风热,清利头目,利咽,透疹,疏肝的中药是
   A. 荆芥　　　　　B. 蝉蜕　　　　　C. 薄荷
   D. 菊花　　　　　E. 葛根

7. 可治疗寒热虚实各种水肿的药物是
   A. 泽泻　　　　　B. 猪苓　　　　　C. 茯苓
   D. 车前子　　　　E. 香加皮

8. 阴亏血虚者应慎用的药是
   A. 止血药　　　　B. 消食药　　　　C. 退虚热药
   D. 祛风湿药　　　E. 清热凉血药

9. 砂仁不具有的功效是
   A. 化湿　　　　　B. 行气　　　　　C. 解暑
   D. 温中　　　　　E. 安胎

10. 善治砂淋与肝胆结石的药是
    A. 茵陈　　　　　B. 萹蓄　　　　　C. 瞿麦
    D. 灯心草　　　　E. 金钱草

11. 附子回阳救逆常配
    A. 肉桂　　　　　B. 细辛　　　　　C. 干姜
    D. 吴茱萸　　　　E. 高良姜

12. 木香的功效是
    A. 行气止痛　　　　B. 理气健脾　　　　C. 消积除痞
    D. 理气散结　　　　E. 疏肝破气

13. 下列药物中,不入煎剂的是
    A. 槟榔　　　　　　B. 使君子　　　　　C. 川楝子
    D. 雷丸　　　　　　E. 榧子

14. 功能凉血止血,外用治烫伤及脱发的药物是
    A. 侧柏叶　　　　　B. 槐花　　　　　　C. 大黄
    D. 石膏　　　　　　E. 生地

15. 化痰药治痰证时最常配伍
    A. 平肝、安神药　　B. 健脾、泻下药　　C. 健脾、理气药
    D. 补气、消食药　　E. 补肺、健脾药

16. 被誉为"舟楫之剂",能载药上行之品为
    A. 柴胡　　　　　　B. 升麻　　　　　　C. 桔梗
    D. 前胡　　　　　　E. 葛根

17. 治疗热病高热,热极生风,惊痫抽搐的要药是
    A. 地龙　　　　　　B. 羚羊角　　　　　C. 钩藤
    D. 天麻　　　　　　E. 全蝎

18. 具有开窍辟秽,止痛之功,用于治疗冠心病心绞痛的首选药物是
    A. 石菖蒲　　　　　B. 冰片　　　　　　C. 苏合香
    D. 丹参　　　　　　E. 红花

19. 具有清肺化痰功能的止咳平喘药是
    A. 百部　　　　　　B. 川贝母　　　　　C. 浙贝母
    D. 知母　　　　　　E. 马兜铃

20. 既补中益气,又生津养血的药物是
    A. 党参　　　　　　B. 西洋参　　　　　C. 黄芪
    D. 人参　　　　　　E. 丹参

21. 治疗流行性感冒属热毒滞肺证的是
    A. 银翘解毒丸　　　B. 桑菊感冒片　　　C. 双黄连口服液
    D. 羚羊感冒胶囊　　E. 连花清瘟胶囊

22. 主治热毒内盛、风火上攻的是
    A. 龙胆泻肝丸　　　B. 黄连上清片　　　C. 一清颗粒
    D. 黛蛤散　　　　　E. 牛黄上清胶囊

23. 半夏天麻丸的功能是
    A. 逐痰降火　　　　B. 清肺化痰　　　　C. 清热化痰
    D. 健脾祛湿,化痰息风　　E. 散结消瘿

24. 固本咳喘片的功能是
    A. 益气补肺,止嗽定喘　　B. 降气化痰,温肾纳气　　C. 补肾纳气,涩精止遗
    D. 益气固表,健脾补肾　　E. 滋阴清肺,止咳平喘

试卷(1) 第2页 (共9页)

25. 具有健脾温肾,涩肠止泻之功效的是
    A. 玉屏风胶囊　　　　　B. 缩泉丸　　　　　　C. 金锁固精丸
    D. 四神丸　　　　　　　E. 固本益肠片

26. 四君子丸的药物组成为
    A. 党参、炒白术、茯苓、大枣、生姜、炙甘草
    B. 党参、黄芪、茯苓、大枣、生姜、炙甘草
    C. 党参、炒白术、山药、大枣、生姜、炙甘草
    D. 党参、炒白术、茯苓、大枣、生姜
    E. 党参、炒白术、大枣、生姜、炙甘草

27. 当归补血口服液的主治病证为
    A. 气虚　　　　　　　　B. 血虚　　　　　　　C. 阴虚
    D. 阳虚　　　　　　　　E. 气血两虚

28. 生脉饮的功能为
    A. 滋阴益气,固本培元
    B. 滋肾养阴,益气生津
    C. 益气养阴,健脾补肾
    D. 益气复脉,养阴生津
    E. 益气养阴,健脾和胃,行气导滞

29. 某患者,30岁,由于肝火犯胃导致脘胁疼痛,口苦嘈杂,呕吐酸水,不喜热饮。宜选用
    A. 四逆散　　　　　　　B. 左金丸　　　　　　C. 柴胡舒肝丸
    D. 气滞胃痛颗粒　　　　E. 胃苏颗粒

30. 具有芳香温通,益气强心之功能的是
    A. 消栓胶囊　　　　　　B. 通心络胶囊　　　　C. 诺迪康胶囊
    D. 麝香保心丸　　　　　E. 稳心颗粒

31. 某患者,63岁,由于气阴两虚,脾肾不足,水湿内停所致的体虚浮肿,症见神疲乏力、腰膝酸软、面目四肢浮肿、头晕耳鸣。宜选用
    A. 肾炎四味片　　　　　B. 肾炎康复片　　　　C. 八正合剂
    D. 癃闭舒胶囊　　　　　E. 三金片

32. 具有分清化浊,温肾利湿之功能的是
    A. 消炎利胆片　　　　　B. 香连丸　　　　　　C. 香连化滞丸
    D. 五苓散　　　　　　　E. 萆薢分清丸

33. 主治肾亏腰痛,风湿骨痛的是
    A. 独活寄生合剂　　　　B. 尪痹颗粒　　　　　C. 天麻丸
    D. 仙灵骨葆胶囊　　　　E. 壮腰健肾丸

34. 具有活血化瘀,燥湿清热之功能的是
    A. 连翘败毒丸　　　　　B. 如意金黄散　　　　C. 生肌玉红膏
    D. 拔毒生肌散　　　　　E. 当归苦参丸

35. 具有滋阴清热,养血调经之功效的是
    A. 妇科十味片　　　　　B. 益母草颗粒　　　　C. 大黄䗪虫丸

D. 安坤颗粒　　　　　　　E. 七制香附丸

36. 具有健脾补肾,调经止带之功能的是
   A. 千金止带丸　　　　B. 白带丸　　　　　　C. 妇科千金片
   D. 妇炎平胶囊　　　　E. 花红颗粒

37. 具有解表宣肺,止咳化痰之功能的是
   A. 小儿热速清口服液　B. 儿感清口服液　　　C. 解肌宁嗽丸
   D. 小儿咽扁颗粒　　　E. 小儿化毒散

38. 具有消食化滞,泻火通便之功能的是
   A. 小儿消食片　　　　B. 小儿化食丸　　　　C. 一捻金
   D. 健脾消食丸　　　　E. 肥儿丸

39. 主治风热犯肺、内郁化火、凝滞气血所致的鼻塞、鼻痒气热、流涕黄稠,或持续鼻塞、嗅觉迟钝。宜选用
   A. 鼻炎康片　　　　　B. 千柏鼻炎片　　　　C. 藿胆丸
   D. 鼻渊舒胶囊　　　　E. 辛芩颗粒

40. 关于云南白药的用法及使用注意,说法错误的是
   A. 出血者用温开水送服
   B. 瘀血肿痛及未流血者用酒送服
   C. 妇科各病证,用酒送服
   D. 凡遇较重的跌打损伤可先服保险子1粒,轻伤及其他病证不必服
   E. 服药1日内,忌食蚕豆、鱼类及酸冷食物

二、配伍选择题(共60题,每题1分。备选答案在前,试题在后。每组题均对应同一组备选答案,每题只有一个正确答案。每个备选答案可重复选用,也可不选用。)

[41-42]
   A. 宣肺平喘　　　　　B. 透疹止痒　　　　　C. 化湿和中
   D. 燥湿止带　　　　　E. 通窍止痛

41. 麻黄除发汗利水外,又能
42. 香薷除发汗利水外,又能

[43-44]
   A. 凉血,养阴　　　　B. 凉血,清肺　　　　C. 凉血,通淋
   D. 凉血,利咽　　　　E. 凉血,定惊

43. 水牛角的功效是
44. 马齿苋的功效是

[45-46]
   A. 息风止痉　　　　　B. 活血消肿　　　　　C. 疏散风热
   D. 利尿通淋　　　　　E. 凉血止痢

45. 牛黄除清热解毒外,又能
46. 白头翁除清热解毒外,又能

[47-49]
   A. 龙胆草　　　　　　B. 秦皮　　　　　　　C. 白鲜皮

D. 苦参　　　　　　　　E. 马勃

47. 可清热燥湿,泻肝胆火的药物是
48. 善清热燥湿,杀虫利尿的药物是
49. 具有清热燥湿,解毒,止痢,明目的药物是

[50-52]
A. 山楂　　　　　　　　B. 麦芽　　　　　　　　C. 鸡内金
D. 莱菔子　　　　　　　E. 神曲

50. 瘀阻腹痛,痛经可选择的药物是
51. 石淋及胆结石可选
52. 咳嗽痰多,胸闷食少可选

[53-54]
A. 风寒湿痹,风寒表证　　B. 风湿痹证,骨鲠咽喉　　C. 风湿顽痹,麻风疥癣
D. 风湿痹证,吐泻转筋　　E. 风湿痹证,骨蒸潮热

53. 秦艽所治疗的病证有
54. 木瓜所治疗的病证有

[55-58]
A. 山药、黄精　　　　　B. 龟甲、骨碎补　　　　C. 鹿茸、阿胶
D. 麦冬　　　　　　　　E. 南沙参、北沙参

55. 被称为血肉有情之品的是
56. 被称为平补气阴之品的是
57. 被称为滋养清润之品的是
58. 被称为凉补之品的是

[59-61]
A. 益智仁　　　　　　　B. 蛤蚧　　　　　　　　C. 杜仲
D. 当归　　　　　　　　E. 人参

59. 被称为救脱要药的是
60. 被称为妇科调经之要药的是
61. 被称为脾寒泻痛或多涎唾之要药的是

[62-63]
A. 凉血消斑　　　　　　B. 消肿止痛　　　　　　C. 消痈排脓
D. 利尿通淋　　　　　　E. 凉血止痢

62. 青黛的功效有
63. 重楼的功效有

[64-67]
A. 银柴胡　　　　　　　B. 胡黄连　　　　　　　C. 青蒿
D. 白薇　　　　　　　　E. 地骨皮

64. 主治骨蒸潮热,小儿疳热及湿热泻痢的中药是
65. 主治阴虚发热,骨蒸潮热,虚热兼表及疟疾寒热的中药是
66. 主治阴虚发热,骨蒸潮热,产后虚热及痈肿疮毒的中药是

67. 主治阴虚发热,有汗骨蒸,肺热咳嗽及内热消渴的中药是

[68-70]
   A. 石膏配知母　　　B. 柴胡配黄芩　　　C. 栀子配茵陈
   D. 麻黄配石膏　　　E. 知母配黄柏
68. 治阴虚火旺宜用
69. 治热病气分高热宜用
70. 治少阳寒热往来宜用

[71-72]
   A. 既消食又回乳　　B. 既消食又活血　　C. 既消食又化痰
   D. 既消食又催乳　　E. 既消食又止遗
71. 莱菔子的功效是
72. 麦芽的功效是

[73-74]
   A. 补气,养血　　　B. 补气,解毒　　　C. 补气,活血
   D. 补气,养阴　　　E. 补气,燥湿
73. 甘草的功效是
74. 白术的功效是

[75-77]
   A. 镇心安神,清热解毒　　B. 镇惊安神,纳气定喘　　C. 平肝潜阳,收敛固涩
   D. 清热化痰,宽胸散结　　E. 养心安神,润肠通便
75. 龙骨的功效是
76. 磁石的功效是
77. 柏子仁的功效是

[78-80]
   A. 麝香　　　B. 冰片　　　C. 苏合香
   D. 石菖蒲　　E. 牛黄
78. 既能开窍,又能清热止痛的药物是
79. 既能开窍,又能辟秽止痛的药物是
80. 既能开窍,又能息风止痉的药物是

[81-82]
   A. 水蛭　　　B. 虎杖　　　C. 莪术
   D. 牛膝　　　E. 红花
81. 既能治血瘀经闭,又能治肝肾不足之腰膝酸痛的药是
82. 既能治血瘀经闭,又能治湿热黄疸,肺热咳嗽的药是

[83-85]
   A. 止泻灵颗粒　　B. 鹭鸶咯丸　　C. 小儿化食丸
   D. 解肌宁嗽丸　　E. 龙牡壮骨颗粒
83. 属于小儿咳嗽类药的是
84. 属于小儿积滞类药的是

85. 属于小儿感冒类药的是

[86-89]

    A. 三金片   B. 五苓散   C. 肾炎四味片

    D. 茵陈五苓丸   E. 萆薢分清丸

86. 治下焦湿热所致的热淋,宜选用
87. 治阳不化气、水湿内停所致的水肿,宜选用
88. 治湿热内蕴兼气虚所致的水肿,宜选用
89. 治肝胆湿热、脾肺郁结所致的黄疸,宜选用

[90-93]

    A. 五子衍宗丸   B. 桂附地黄丸   C. 右归丸

    D. 济生肾气丸   E. 六味地黄丸

90. 治疗肾阳不足应选
91. 治疗肾阳不足,命门火衰应选
92. 治疗肾虚精亏之阳痿不育应选
93. 治疗肾阳不足,水湿内停应选

[94-97]

    A. 二陈丸   B. 礞石滚痰丸   C. 半夏天麻丸

    D. 强力枇杷露   E. 通宣理肺丸

94. 逐痰降火应选用
95. 燥湿化痰应选用
96. 化痰息风应选用
97. 宣肺止咳应选用

[98-100]

    A. 滋补肝肾   B. 理气宽中   C. 清热利湿

    D. 燥湿健脾   E. 祛风散寒

98. 小活络丸的功能为
99. 四妙丸的功能为
100. 仙灵骨葆胶囊的功能为

三、综合分析选择题(共10题,每题1分。题干分为若干组,每组题目基于同一个临床情景、病例、实例或者案例的背景信息逐题展开。每题的备选项中,只有一个最佳答案。)

[101-102]

    患者,女,25岁。妊娠2个月,因饮食不慎,脘腹胀满,恶心呕吐而腹泻,苔腻脉滑。建议选择砂仁配伍应用。请回答下列问题:

101. 砂仁的功效是

    A. 燥湿行气,消积平喘

    B. 化湿行气,温中止泻,安胎

    C. 燥湿温中,截疟

    D. 燥湿健脾,祛风湿,明目

    E. 燥湿行气,温中止呕

102.砂仁的正确用法是
　　A.入汤剂久煎　　　　B.微火慢炖　　　　C.酒蒸入煎
　　D.炒焦入煎　　　　　E.打碎后下或入丸散

[103-105]
　　患者,女,23岁。左关节红肿热痛,活动受限,舌红,脉数。建议选择防己配伍应用。请回答下列问题:

103.防己的功效是
　　A.祛风湿,清热止痛,利水
　　B.祛风湿,舒筋络,化湿和胃
　　C.祛风湿,散寒止痛,解表
　　D.祛风湿,活血通络,解蛇虫毒
　　E.祛风湿,清虚热,利湿退黄

104.关于防己的使用注意,表述正确的是
　　A.忌用于风湿热痹　　B.脚气浮肿者慎用　　C.阴虚及无湿热者忌服
　　D.脾胃虚寒者首选　　E.水肿、小便不利者慎用

105.若用防己出现肾功能损害,应排除的品种是
　　A.马兜铃科川防己　　B.马兜铃科广防己　　C.马兜铃科木防己
　　D.马兜铃科关防己　　E.防己科粉防己

[106-108]
　　患者,男,66岁,素体较弱。近日感冒,恶寒发热,无汗,兼咳嗽气喘,苔薄白,脉浮紧。依据辨证,建议选用麻黄配伍并合理用药。请回答下列问题:

106.患者表实无汗症重,麻黄最宜配伍的药物是
　　A.辛夷　　　　　　　B.荆芥　　　　　　　C.桂枝
　　D.防风　　　　　　　E.石膏

107.若症状持续,患者咳喘加重,麻黄最宜配伍的药物是
　　A.白芍　　　　　　　B.白芷　　　　　　　C.防风
　　D.紫苏　　　　　　　E.苦杏仁

108.患者素体较弱,为防止发汗太过,宜选择
　　A.麻黄根　　　　　　B.醋麻黄　　　　　　C.生麻黄
　　D.酒麻黄　　　　　　E.麻黄绒

[109-110]
　　患者男,诊断为腰膝冷痛,精神不振,阳痿遗精,大便溏泻,尿频而清,医师处方为右归丸。请回答下列问题:

109.右归丸的功能是
　　A.补肝肾,强筋骨　　B.温补肾阳,填精止遗　　C.补肾益气
　　D.镇静安神　　　　　E.祛风化痰,健脾和胃

110.方中,熟地黄的作用是
　　A.以阴治阳　　　　　B.阳中求阴　　　　　C.阴中求阳
　　D.阴中求阴　　　　　E.阳中求阳

四、多项选择题(共10题,每题1分。每题的备选项中有2个或2个以上正确答案。少选、错选、多选均不得分。)

111. 秦艽的主治病证有
    A. 风湿热痹   B. 表证夹湿   C. 骨蒸潮热
    D. 湿热黄疸   E. 脚气浮肿

112. 蒲黄的主治病证有
    A. 便血   B. 痛经   C. 湿热黄疸
    D. 血淋   E. 产后瘀阻腹痛

113. 川芎的主治病证有
    A. 胸痹   B. 小便不利   C. 痛经
    D. 风湿痹痛   E. 头痛

114. 郁金的功效为
    A. 活血止痛   B. 行气解郁   C. 凉血清心
    D. 利胆退黄   E. 清热燥湿

115. 蛇床子的功效是
    A. 健脾止泻   B. 燥湿祛风   C. 杀虫止痒
    D. 温肾壮阳   E. 坠痰镇惊

116. 属于乌鸡白凤丸适应证的是
    A. 气血两虚   B. 身体瘦弱   C. 月经不调
    D. 腰膝酸软   E. 崩漏带下

117. 滋阴养肝明目的常用中成药有
    A. 黄连羊肝丸   B. 明目地黄丸   C. 障眼明片
    D. 明目上清片   E. 石斛夜光颗粒

118. 固本益肠片的功能有
    A. 活血化瘀   B. 清心除烦   C. 解毒消肿
    D. 健脾温肾   E. 涩肠止泻

119. 天王补心丸的功能有
    A. 滋阴养血   B. 祛风散寒   C. 补心安神
    D. 活血止痛   E. 缓急止痛

120. 癃闭舒胶囊的功能有
    A. 清热泻火   B. 益肾活血   C. 滋阴润燥
    D. 清热通淋   E. 固精缩尿

绝密★启用前

考生姓名	
考生编号	

国家执业药师资格考试最后密押 5 套卷
中药学专业知识(二)试卷(2)

考生注意事项

1. 考生必须严格遵守各项考场规则。
   (1) 在考试开考 15 分钟后不得入场。
   (2) 交卷出场时间不得早于考试结束前 30 分钟。
   (3) 交卷结束后,不得再进考场续考,也不得在考场附近逗留或交谈。
2. 答题前,考生须在答题卡上填写考生姓名、报考单位和考生编号,同时涂写考试科目和考生编号的信息点。
3. 答案必须按要求涂写在指定的答题卡上,写在其他地方无效。
   (1) 填涂部分应该按照答题卡上的要求用 2B 铅笔完成,若要改动,必须用橡皮擦干净。
   (2) 书写部分必须用(蓝)黑色字迹钢笔、圆珠笔或签字笔在答题卡上作答。字迹要清楚。
4. 考试结束后,将答题卡装入原试卷袋中,试卷交给监考人员。

中药学专业知识(二)试卷(2)

一、最佳选择题(共40题,每题1分。每题的备选项中,只有1个最符合题意。)

1. 细辛的功效是
   A. 祛风散寒,通窍止痛
   B. 发汗解表,和中化湿
   C. 发表散寒,祛风胜湿
   D. 祛风散寒,化痰止咳
   E. 散风解表,透疹止痒

2. 治疗火炎口疮之要药的是
   A. 知母
   B. 石膏
   C. 紫草
   D. 淡竹叶
   E. 地骨皮

3. 连翘除清热、利尿外,还能
   A. 润肠通便
   B. 清肺泻火
   C. 消肿散结
   D. 杀虫止痒
   E. 凉血消斑

4. 能补中益气,生津养血的是
   A. 党参
   B. 蜂蜜
   C. 饴糖
   D. 红景天
   E. 绞股蓝

5. 蒲黄除活血化瘀外,又能
   A. 行气宽中
   B. 祛痰止咳
   C. 收敛止血
   D. 温中止痛
   E. 宁心安神

6. 紫苏不可治疗的病证是
   A. 风寒咳嗽
   B. 痰饮水肿
   C. 胸闷
   D. 妊娠呕吐
   E. 鱼蟹中毒

7. 既能涌吐痰饮,又善截疟的药是
   A. 胆矾
   B. 常山
   C. 皂荚
   D. 瓜蒂
   E. 莱菔子

8. 海风藤的功效是
   A. 祛风湿,强筋骨
   B. 祛风湿,利小便
   C. 祛风湿,解热毒
   D. 祛风湿,通经络
   E. 祛风湿,降血压

9. 通草的功效是
   A. 利水通淋,解暑
   B. 利水通淋,敛疮
   C. 利水通淋,清肺
   D. 利水通淋,润肠
   E. 利水通淋,下乳

10. 为治疗膏淋、白浊之要药的是
    A. 金钱草
    B. 茵陈
    C. 萆薢
    D. 石韦
    E. 海金沙

11. 防己的功效是
    A. 祛风湿,通经络,治骨鲠
    B. 祛风湿,舒经络,利湿退黄

C. 祛风湿,止痛,解表
D. 祛风湿,补肝肾,安胎
E. 祛风湿,止痛,利水

12. 长于温补命门之火而益阳消阴、引火归原的中药是
    A. 吴茱萸   B. 肉桂   C. 鹿茸
    D. 附子   E. 干姜

13. 主治寒疝腹痛,睾丸肿痛的中药是
    A. 荔枝核   B. 木香   C. 沉香
    D. 佛手   E. 川楝子

14. 既能化瘀而止血,又能活血而止痛,还兼能补虚而强身健体的止血药是
    A. 白及   B. 小蓟   C. 三七
    D. 地榆   E. 槐花

15. 治疗痰湿蒙蔽心窍之神昏的是
    A. 麝香   B. 冰片   C. 苏合香
    D. 石菖蒲   E. 安息香

16. 治疗气津两伤之气短口渴的是
    A. 党参   B. 蜂蜜   C. 饴糖
    D. 红景天   E. 绞股蓝

17. 既能滋阴润肺,又能补脾益气的药是
    A. 石斛   B. 黄精   C. 百合
    D. 北沙参   E. 枸杞子

18. 煅后水飞可点眼以治肝火目赤翳障的中药是
    A. 珍珠   B. 牡蛎   C. 珍珠母
    D. 石决明   E. 代赭石

19. 功效开窍宁神,化湿和胃的中药是
    A. 麝香   B. 冰片   C. 苏合香
    D. 安息香   E. 石菖蒲

20. 主治心气虚之心动悸,脉结代的中药是
    A. 甘草   B. 党参   C. 人参
    D. 山药   E. 黄芪

21. 服药期间,忌食辛辣、油腻食物。因含麻黄,故高血压、心脏病者慎用的是
    A. 感冒清热颗粒   B. 银翘解毒丸   C. 九味羌活丸
    D. 午时茶颗粒   E. 表实感冒颗粒

22. 具有养阴生津,增液润燥功能的是
    A. 麻仁胶囊   B. 增液口服液   C. 通便灵胶囊
    D. 苁蓉通便口服液 E. 舟车丸

23. 某患者,37岁,症见胃痛隐隐、脘闷不舒、呕吐酸水、嘈杂不适、不思饮食、四肢倦怠。宜选用
    A. 理中丸   B. 良附丸   C. 香砂养胃颗粒
    D. 附子理中丸   E. 香砂平胃丸

24. 因其含罂粟壳,故孕妇禁用,不可过量或久用的是
   A. 橘红丸　　　　　　B. 急支糖浆　　　　　　C. 强力枇杷露
   D. 川贝止咳露　　　　E. 二母宁嗽丸

25. 四神丸的药物组成为
   A. 补骨脂(盐炒)、木香(煨)、吴茱萸(制)、五味子(醋制)、大枣(去核)、生姜
   B. 补骨脂(盐炒)、肉豆蔻(煨)、山茱萸(制)、五味子(醋制)、大枣(去核)、生姜
   C. 补骨脂(盐炒)、肉豆蔻(煨)、吴茱萸(制)、五味子(醋制)、大枣(去核)、生姜
   D. 补骨脂(盐炒)、肉豆蔻(煨)、吴茱萸(制)、柴胡(醋制)、大枣(去核)、生姜
   E. 焦神曲、肉豆蔻(煨)、吴茱萸(制)、五味子(醋制)、大枣(去核)、生姜

26. 某患者,65岁,由于肾阳不足、命门火衰导致腰膝酸冷,精神不振,怯寒畏冷,阳痿遗精,大便溏薄,尿频而清。宜选用
   A. 桂附地黄丸　　　　B. 右归丸　　　　　　　C. 五子衍宗丸
   D. 济生肾气丸　　　　E. 青娥丸

27. 大补阴丸的功能为
   A. 滋肾补阴　　　　　B. 滋阴降火　　　　　　C. 滋肾养肝
   D. 滋阴清热,补肾益肺　E. 滋肾养肺

28. 具有滋阴养血,补心安神之功能的是
   A. 天王补心丸　　　　B. 柏子养心丸　　　　　C. 养血安神丸
   D. 枣仁安神液　　　　E. 解郁安神颗粒

29. 具有泻火,疏肝,和胃,止痛之功能的是
   A. 四逆散　　　　　　B. 气滞胃痛颗粒　　　　C. 柴胡舒肝丸
   D. 左金丸　　　　　　E. 胃苏颗粒

30. 某患者,60岁,由于气滞血瘀所致胸痹、头痛日久、痛如针刺而有定处、内热烦闷、心悸失眠、急躁易怒。宜选用
   A. 复方丹参片　　　　B. 消栓通络胶囊　　　　C. 逐瘀通脉胶囊
   D. 血府逐瘀口服液　　E. 元胡止痛片

31. 某患者,29岁,由于饮食积滞、湿热内阻所致脘腹胀痛、不思饮食、大便秘结、痢疾里急后重。宜选用
   A. 枳实导滞丸　　　　B. 保和丸　　　　　　　C. 六味安消散
   D. 开胃健脾丸　　　　E. 元胡止痛片

32. 某患者,32岁,症见面目悉黄、胸胁胀痛、恶心呕吐、小便黄赤。宜选用
   A. 癃闭舒胶囊　　　　B. 排石颗粒　　　　　　C. 癃清片
   D. 茵栀黄口服液　　　E. 三金片

33. 主治湿热下注所致的痹病,宜选用
   A. 小活络丸　　　　　B. 木瓜丸　　　　　　　C. 四妙丸
   D. 风湿骨痛丸　　　　E. 颈复康颗粒

34. 主治湿热瘀阻所致的粉刺、酒皶,宜选用
   A. 连翘败毒丸　　　　B. 如意金黄散　　　　　C. 生肌玉红膏
   D. 拔毒生肌散　　　　E. 当归苦参丸

35. 某患者,50岁,症见月经期提前、经量较多、行经天数延长、经色红质稀、腰膝酸软、五心烦热。宜选用
   A. 妇科十味片　　　　B. 益母草颗粒　　　　C. 大黄䗪虫丸
   D. 安坤颗粒　　　　　E. 七制香附丸

36. 具有清热解毒,燥湿止带,杀虫止痒之功能的是
   A. 千金止带丸　　　　B. 白带丸　　　　　　C. 妇科千金片
   D. 妇炎平胶囊　　　　E. 花红颗粒

37. 具有清热解毒,活血消肿之功能的是
   A. 小儿热速清口服液　B. 儿感清口服液　　　C. 解肌宁嗽丸
   D. 小儿咽扁颗粒　　　E. 小儿化毒散

38. 具有健胃消积,驱虫之功能的是
   A. 小儿消食片　　　　B. 小儿化食丸　　　　C. 一捻金
   D. 健脾消食丸　　　　E. 肥儿丸

39. 主治湿浊内蕴、胆经郁火所致的鼻塞、流清涕或浊涕、前额头痛,宜选用
   A. 鼻炎康片　　　　　B. 千柏鼻炎片　　　　C. 藿胆丸
   D. 鼻渊舒胶囊　　　　E. 辛芩颗粒

40. 主治阴虚火旺,虚火上浮,口鼻干燥,咽喉肿痛。宜选用
   A. 冰硼散　　　　　　B. 桂林西瓜霜　　　　C. 复方鱼腥草片
   D. 六神丸　　　　　　E. 玄麦甘桔含片

二、配伍选择题(共60题,每题1分。备选答案在前,试题在后。每组题均对应同一组备选答案,每题只有一个正确答案。每个备选答案可重复选用,也可不选用。)

[41-43]
   A. 升举阳气　　　　　B. 息风止痉　　　　　C. 平肝明目
   D. 行气宽中　　　　　E. 解表除烦
41. 蝉蜕的功效是
42. 升麻的功效是
43. 菊花的功效是

[44-45]
   A. 收敛止血,消肿生肌　B. 收敛止血,截疟,杀虫　C. 收敛止血,清热解毒
   D. 收敛止血,化瘀利尿　E. 收敛止血
44. 白及的功效是
45. 藕节的功效是

[46-48]
   A. 止咳平喘,润肠通便　B. 化痰止咳,和胃降逆　C. 止咳止喘,清热化痰
   D. 宣肺平喘,利水消肿　E. 敛肺平喘,收涩止带
46. 杏仁的功效是
47. 白果的功效是
48. 枇杷叶的功效是

[49-51]
　　A. 清肝明目　　　B. 软坚散结　　　C. 凉血止血
　　D. 纳气平喘　　　E. 息风止痉
49. 珍珠母除能平肝潜阳外,又能
50. 生牡蛎除能平肝潜阳外,又能
51. 磁石除能平肝潜阳外,又能

[52-54]
　　A. 养心　　　B. 养肝　　　C. 明目
　　D. 安胎　　　E. 摄唾
52. 覆盆子除益肾固精外,又能
53. 沙苑子除益肾固精外,又能
54. 益智仁除益肾固精外,又能

[55-56]
　　A. 香加皮　　　B. 海风藤　　　C. 络石藤
　　D. 木瓜　　　E. 蕲蛇
55. 祛风通络,凉血消肿的是
56. 祛风通络,定惊止痉的是

[57-58]
　　A. 疏肝行气　　　B. 化湿行气　　　C. 活血行气
　　D. 燥湿行气　　　E. 健脾行气
57. 白豆蔻除温中止呕外,又能
58. 草豆蔻除温中止呕外,又能

[59-60]
　　A. 1~3g　　　B. 3~6g　　　C. 6~15g
　　D. 30~60g　　　E. 60~120g
59. 槟榔驱绦虫的成人一日用量是
60. 南瓜子驱蛔虫的成人一日用量是

[61-62]
　　A. 凉血止血,清热利尿　　　B. 凉血止血,活血化瘀　　　C. 收敛止血,清热生津
　　D. 化瘀止血,宁心安神　　　E. 收敛止血,祛痰止咳
61. 白茅根的功效是
62. 景天三七的功效是

[63-65]
　　A. 川芎　　　B. 三棱　　　C. 五灵脂
　　D. 穿山甲　　　E. 土鳖虫
63. 既破血逐瘀,又续筋接骨的药是
64. 既活血行气,又祛风止痛的药是
65. 既活血止痛,又解蛇虫毒的药是

[66-68]

A. 燥湿化痰,消痞散结　　B. 泻肺平喘,利水消肿　　C. 温肺祛痰,利气散结
D. 消痰行水,降逆止呕　　E. 清肺化痰,软坚散结

66. 葶苈子的功效是
67. 旋覆花的功效是
68. 桑白皮的功效是

[69-71]
A. 凉血散瘀　　B. 温经止血　　C. 活血定痛
D. 消肿生肌　　E. 利尿通淋

69. 白茅根的功效是
70. 白及的功效是
71. 艾叶的功效是

[72-74]
A. 延胡索　　B. 红花　　C. 水蛭
D. 郁金　　E. 益母草

72. 能行气解郁,利胆退黄的药是
73. 能活血,行气,止痛的药是
74. 能活血化瘀,清热解毒的药是

[75-78]
A. 益胃生津　　B. 补肝明目　　C. 补阴益气
D. 壮阳健骨　　E. 软坚散结

75. 石斛的功效是
76. 麦冬的功效是
77. 黄精的功效是
78. 枸杞子的功效是

[79-80]
A. 涩肠杀虫　　B. 敛肺生津　　C. 固精止带
D. 益肾固精　　E. 敛汗止血

79. 乌梅的功效是
80. 椿皮的功效是

[81-82]
A. 敛肺滋肾　　B. 开窍醒神　　C. 除热止汗
D. 收湿生肌　　E. 劫痰平喘

81. 五味子的功效是
82. 浮小麦的功效是

[83-84]
A. 香加皮　　B. 海风藤　　C. 络石藤
D. 木瓜　　E. 蕲蛇

83. 能强心利水而消肿,治疗心衰性水肿的是
84. 临床用于治疗痹证之酸重拘挛麻木,脚气肿痛,吐泻转筋,消化不良的是

[85-87]
　　A. 健脾温肾,涩肠止泻　　B. 解肌,清热,止泻　　C. 清热燥湿,行气止痛
　　D. 补中益气,健脾和胃　　E. 健脾和胃,涩肠止泻
85. 葛根芩连片的功能是
86. 香连片的功能是
87. 固本益肠片的功能是

[88-90]
　　A. 理气和血,调经止痛　　B. 滋阴清热,固经止带　　C. 补气养血,调经止带
　　D. 舒肝理气,养血调经　　E. 益气养血,活血调经
88. 七制香附丸的功能是
89. 乌鸡白凤丸的功能是
90. 八珍益母丸的功能是

[91-93]
　　A. 风热咳嗽　　B. 风寒咳嗽　　C. 肺热咳嗽
　　D. 燥咳无痰　　E. 痰湿阻肺
91. 养阴清肺膏善治
92. 蛇胆川贝胶囊善治
93. 通宣理肺片善治

[94-96]
　　A. 行气逐水　　B. 泻火通便　　C. 润肠通便
　　D. 通腑降浊　　E. 健脾利湿
94. 当归龙荟丸的功能为
95. 麻仁丸的功能为
96. 舟车丸的功能为

[97-100]
　　A. 内消瘰疬丸　　B. 小金丸　　C. 阳和解凝膏
　　D. 乳癖消胶囊　　E. 消银颗粒
97. 用于治疗痰湿凝滞所致的瘰疬
98. 用于治疗痰气凝滞所致的瘰疬
99. 用于治疗痰瘀互结所致的阴疽
100. 用于治疗痰热互结所致的乳癖

三、综合分析选择题(共10题,每题1分。题干分为若干组,每组题目基于同一个临床情景、病例、实例或者案例的背景信息逐题展开。每题的备选项中,只有一个最佳答案。)

[101-102]
　　患者,女,30岁。5天前感冒,前天开始突发高热,并出现喘促气急,咳嗽痰黄,舌质红苔黄,脉洪数。建议选择清热泻火药石膏配伍治疗。请回答下列问题:
101. 针对患者喘促气急,咳嗽痰黄,常与石膏配伍的药物是
　　A. 桂枝　　B. 前胡　　C. 麻黄
　　D. 荆芥　　E. 甘草

102. 石膏的主治病证不包括
　　A. 气分高热证　　　　B. 肺热咳喘证　　　　C. 胃火上炎证
　　D. 疮疡不敛,水火烫伤　E. 湿热黄疸

[103～105]

　　患者,女,50岁。平素怕冷、心悸、胸闷十余年,近日病情加重,全身冷汗淋漓,神志时清时昏,面色苍白,手足冰凉,舌质淡胖,脉细微弱无力。建议用附子配伍应用。请回答下列问题:

103. 基于患者病证,需与附子配伍的药物是
　　A. 高良姜　　　　　　B. 鹿茸　　　　　　　C. 干姜
　　D. 肉桂　　　　　　　E. 吴茱萸

104. 针对患者症状,附子发挥的主要功效是
　　A. 散寒止痛　　　　　B. 温通经脉　　　　　C. 引火归元
　　D. 大补元气　　　　　E. 回阳救逆

105. 附子的正确用法是
　　A. 后下10~15分钟　　B. 研粉冲服　　　　　C. 先煎30~60分钟
　　D. 煎煮1~5分钟　　　E. 煎煮5~10分钟

[106～107]

　　患者,女,32岁。经期先后不定,经前乳房胀痛,经期小腹坠胀,性情急躁,苔薄黄,脉弦。建议选择香附为主治疗。请回答下列问题:

106. 基于患者病症,香附发挥的功效是
　　A. 行气解郁,凉血安神　B. 活血调经,通络止痛　C. 疏肝理气,消积化滞
　　D. 疏肝理气,调经止痛　E. 行气止痛,健胃消食

107. 为增强香附止痛功效,宜选择的炮制方法是
　　A. 蜜炙　　　　　　　B. 酒炙　　　　　　　C. 醋炙
　　D. 盐水炙　　　　　　E. 甘草水炙

[108～110]

　　患者,女,68岁,胸闷憋气,兼伴短暂刺痛反复发作5年,近一周因生气而诱发加重。胸痛较剧,为刺痛感,发作频繁,每次持续1~2分钟,憋气闷满,心悸头晕,烦躁少寐,便干,舌暗红,苔黄腻,脉弦细、滑数。中医诊断为心血闭阻,肝气化火,兼有痰浊。处方血府逐瘀口服液。请回答下列问题:

108. 血府逐瘀口服液的功能为
　　A. 温阳健脾,养血止血　B. 破血下气　　　　　C. 养血祛瘀,温经止痛
　　D. 活血化瘀,行气止痛　E. 凉肝息风,增液舒筋

109. 下列关于血府逐瘀口服液的说法,错误的是
　　A. 桃仁、红花为君药
　　B. 活血与行气相配,行血分瘀滞,解气分郁结
　　C. 桔梗能载药上行
　　D. 牛膝能引血下行
　　E. 赤芍、川芎为佐药

110. 下列有关血府逐瘀口服液的使用注意,错误的是

A. 孕妇禁用
B. 气虚血瘀者慎用
C. 若治疗期间心痛持续发作,宜加用硝酸酯类药
D. 多食用含油脂高的食品
E. 如出现剧烈心绞痛、心肌梗死,应及时救治

四、多项选择题(共10题,每题1分。每题的备选项中有2个或2个以上正确答案。少选、错选、多选均不得分。)

111. 合欢皮的主治病证有
    A. 忿怒忧郁　　　　B. 跌打损伤　　　　C. 疮痈肿毒
    D. 风湿痹痛　　　　E. 头痛

112. 女贞子的功效为
    A. 燥湿化痰　　　　B. 滋阴补肝　　　　C. 清虚热
    D. 明目　　　　　　E. 乌发

113. 能疏肝理气,和中,化痰的药有
    A. 佛手　　　　　　B. 白果　　　　　　C. 紫菀
    D. 香橼　　　　　　E. 梅花

114. 枳实的主治病证有
    A. 食积腹痛便秘　　B. 痰滞胸痹证　　　C. 泻痢里急后重
    D. 胃下垂,子宫脱垂　E. 痰湿阻滞之胸脘痞满

115. 僵蚕的功效是
    A. 息风止痉　　　　B. 平抑肝阳　　　　C. 祛风止痛
    D. 化痰散结　　　　E. 祛风止痒

116. 能润肺止咳的药有
    A. 百部　　　　　　B. 白果　　　　　　C. 紫菀
    D. 洋金花　　　　　E. 马兜铃

117. 石菖蒲的主治病证有
    A. 健忘　　　　　　B. 顽痹久痛　　　　C. 湿浊中阻
    D. 耳聋耳鸣　　　　E. 痰湿蒙蔽心窍之神昏

118. 十滴水的使用注意事项为
    A. 孕妇禁用　　　　B. 驾驶员及高空作业者慎用　　C. 服药期间,忌食辛辣、油腻食物
    D. 孕妇慎用　　　　E. 中暑患者慎用

119. 十全大补丸是由八珍颗粒再加入哪些药物而组成
    A. 肉桂　　　　　　B. 桂枝　　　　　　C. 黄芪
    D. 黄精　　　　　　E. 山药

120. 三金片的功能为
    A. 凉血止血　　　　B. 清热解毒　　　　C. 利湿通淋
    D. 益肾　　　　　　E. 活血化瘀

绝密★启用前

考生姓名

考生编号

国家执业药师资格考试最后密押5套卷
中药学专业知识(二)试卷(3)

考生注意事项

1. 考生必须严格遵守各项考场规则。
   (1) 在考试开考15分钟后不得入场。
   (2) 交卷出场时间不得早于考试结束前30分钟。
   (3) 交卷结束后,不得再进考场续考,也不得在考场附近逗留或交谈。
2. 答题前,考生须在答题卡上填写考生姓名、报考单位和考生编号,同时涂写考试科目和考生编号的信息点。
3. 答案必须按要求涂写在指定的答题卡上,写在其他地方无效。
   (1) 填涂部分应该按照答题卡上的要求用2B铅笔完成,若要改动,必须用橡皮擦干净。
   (2) 书写部分必须用(蓝)黑色字迹钢笔、圆珠笔或签字笔在答题卡上作答。字迹要清楚。
4. 考试结束后,将答题卡装入原试卷袋中,试卷交给监考人员。

中药学专业知识(二)试卷(3)

一、最佳选择题(共40题,每题1分。每题的备选项中,只有1个最符合题意。)

1. 生地黄和玄参除均能清热凉血外,又能
   A. 定惊　　　　　B. 养阴　　　　　C. 活血
   D. 散结　　　　　E. 透疹

2. 常用于治阴虚内热、骨蒸劳热,以及肠燥便秘的药物是
   A. 生地黄　　　　B. 黄柏　　　　　C. 牡丹皮
   D. 紫草　　　　　E. 地骨皮

3. 既能解表散寒,又能解鱼蟹毒的药物是
   A. 麻黄　　　　　B. 桂枝　　　　　C. 香薷
   D. 荆芥　　　　　E. 生姜

4. 苦参除清热燥湿利尿外,还能
   A. 润肠通便　　　B. 清肺泻火　　　C. 化瘀止血
   D. 杀虫止痒　　　E. 凉血消斑

5. 为治疗寒饮伏肺之要药的中药是
   A. 白芷　　　　　B. 荆芥　　　　　C. 防风
   D. 细辛　　　　　E. 麻黄

6. 生用走气分而泻火,炒黑入血分而止血的药是
   A. 蒲黄　　　　　B. 栀子　　　　　C. 芦根
   D. 知母　　　　　E. 小蓟

7. 天花粉不具有的功效是
   A. 清热　　　　　B. 生津　　　　　C. 凉血利尿
   D. 清肺润燥　　　E. 消肿排脓

8. 下列药物中,何药善治厥阴头痛
   A. 白芷　　　　　B. 羌活　　　　　C. 细辛
   D. 吴茱萸　　　　E. 葛根

9. 治疗脾胃气滞,脘腹胀痛及泻痢里急后重,宜选用
   A. 陈皮　　　　　B. 枳壳　　　　　C. 佛手
   D. 木香　　　　　E. 大腹皮

10. 陈皮、木香共有的功效是
    A. 疏肝理气　　　B. 降气止呕　　　C. 行气导滞
    D. 理气止痛　　　E. 理气健脾

11. 纯阳温散,长于引火归元的药是
    A. 仙茅　　　　　B. 肉桂　　　　　C. 丁香
    D. 花椒　　　　　E. 高良姜

12. 荔枝核除行气散结外,又能
   A. 燥湿化痰　　　　B. 开郁醒脾　　　　C. 通阳散结
   D. 祛寒止痛　　　　E. 解毒消肿
13. 山楂不具有的主治病证是
   A. 饮食积滞　　　　B. 泻痢腹痛　　　　C. 痛经
   D. 疝气　　　　　　E. 镇咳祛痰
14. 既凉血止血,又祛痰止咳的药是
   A. 大蓟　　　　　　B. 白及　　　　　　C. 地榆
   D. 侧柏叶　　　　　E. 棕榈炭
15. 莪术除破血行气外,又能
   A. 凉血清心　　　　B. 化瘀止血　　　　C. 下乳消肿
   D. 消积止痛　　　　E. 消肿生肌
16. 白前的功效是
   A. 降气祛痰　　　　B. 发散表邪　　　　C. 润肺止咳
   D. 清泄肺火　　　　E. 宣肺平喘
17. 朱砂配磁石的功效是
   A. 滋阴潜阳　　　　B. 重镇安神　　　　C. 清心泻火
   D. 解毒消肿　　　　E. 纳气平喘
18. 石决明的功效是
   A. 平肝通络　　　　B. 平肝养血　　　　C. 平肝安神
   D. 平肝息风　　　　E. 平肝潜阳
19. 成人内服冰片的一日常用量是
   A. 0.15～0.3g　　　B. 0.4～0.6g　　　C. 0.7～0.9g
   D. 1～1.2g　　　　 E. 1.5～3g
20. 核桃仁的功效是
   A. 补肾,益精,缩尿　B. 补肾,润肺,明目　C. 补肾,清火,滋阴
   D. 补肾,活血,续伤　E. 补肾,温肺,润肠
21. 某患者,30岁,症见头痛发热、汗出恶风、鼻塞干呕。宜选用
   A. 麻黄汤　　　　　B. 桂枝合剂　　　　C. 表实感冒颗粒
   D. 感冒清热颗粒　　E. 正柴胡饮颗粒
22. 某患者,26岁,症见泄泻腹痛、便黄而黏、肛门灼热。宜选用
   A. 六合定中丸　　　B. 十滴水　　　　　C. 清暑益气丸
   D. 葛根芩连丸　　　E. 防风通圣丸
23. 二陈丸的药物组成为
   A. 生姜、陈皮、茯苓、甘草　B. 半夏、砂仁、茯苓、甘草　C. 半夏、陈皮、白术、甘草
   D. 半夏、陈皮、茯苓、生姜　E. 半夏、陈皮、茯苓、甘草
24. 某患者,56岁,症见咽喉干痛,干咳少痰,痰中带血。宜选用
   A. 养阴清肺膏　　　B. 二母宁嗽丸　　　C. 蜜炼川贝枇杷膏
   D. 小青龙胶囊　　　E. 桂龙咳喘宁胶囊

25. 某患者,35岁,症见自汗恶风、面色㿠白,或体虚易感风邪者。宜选用
   A. 玉屏风胶囊　　　　B. 缩泉丸　　　　　　C. 金锁固精丸
   D. 四神丸　　　　　　E. 固本益肠片

26. 某患者,45岁,由于脾虚气滞导致消化不良,嗳气食少,脘腹胀满,大便溏泄。宜选用
   A. 补中益气丸　　　　B. 参苓白术散　　　　C. 六君子丸
   D. 香砂六君丸　　　　E. 启脾丸

27. 六味地黄丸的"三补"指
   A. 熟地黄、酒萸肉、山药　　B. 熟地黄、酒萸肉、泽泻　　C. 熟地黄、山药、泽泻
   D. 熟地黄、泽泻、茯苓　　　E. 熟地黄、茯苓、牡丹皮

28. 某患者,55岁,由于情志不畅、肝郁气滞所致的失眠、心烦、焦虑、健忘。宜选用
   A. 天王补心丸　　　　B. 柏子养心丸　　　　C. 养血安神丸
   D. 枣仁安神液　　　　E. 解郁安神颗粒

29. 左金丸的药物组成为
   A. 黄连、黄柏　　　　B. 黄连、大黄　　　　C. 黄连、吴茱萸
   D. 黄连、金银花　　　E. 黄连、郁金

30. 主治气滞血瘀所致的胃痛、胁痛、头痛及痛经,宜选用
   A. 复方丹参片　　　　B. 消栓通络胶囊　　　C. 逐瘀通脉胶囊
   D. 血府逐瘀口服液　　E. 元胡止痛片

31. 某患者,60岁,由于肝阳上亢所致的头痛、眩晕、耳鸣、眼花、震颤、失眠。宜选用
   A. 川芎茶调散　　　　B. 芎菊上清丸　　　　C. 六味安消散
   D. 天麻钩藤颗粒　　　E. 正天丸

32. 某患者,23岁,由于大肠湿热所致的痢疾,症见大便脓血、里急后重、发热腹痛。宜选用
   A. 茵陈五苓丸　　　　B. 消炎利胆片　　　　C. 五苓散
   D. 茵栀黄口服液　　　E. 香连丸

33. 某患者,66岁,症见肌肉、关节疼痛、局部肿大、僵硬畸形、屈伸不利、腰膝酸软、畏寒乏力。宜选用
   A. 独活寄生合剂　　　B. 尪痹颗粒　　　　　C. 天麻丸
   D. 仙灵骨葆胶囊　　　E. 壮腰健肾丸

34. 京万红软膏的功能为
   A. 清热解毒,消肿止痛,祛腐生肌　　　　　　B. 活血解毒,凉血止血,祛腐生肌
   C. 活血解毒,消肿止痛,祛腐生肌　　　　　　D. 活血解毒,消肿止痛,利水消肿
   E. 清热凉血,消肿止痛,祛腐生肌

35. 某患者,40岁,症见行经后错、经行小腹冷痛、经血紫黯、有血块、喜热、拒按。宜选用
   A. 安坤颗粒　　　　　B. 八珍益母丸　　　　C. 乌鸡白凤丸
   D. 少腹逐瘀丸　　　　E. 固经丸

36. 具有清热解毒,燥湿止带,祛瘀止痛之功能的是
   A. 千金止带丸　　　　B. 白带丸　　　　　　C. 妇科千金片
   D. 妇炎平胶囊　　　　E. 花红颗粒

37. 具有清热解毒,活血消肿之功能的是

A. 小儿热速清口服液　　B. 儿感清口服液　　C. 解肌宁嗽丸
D. 小儿咽扁颗粒　　E. 小儿化毒散

38. 具有健胃消积,驱虫之功能的是
   A. 小儿消食片　　B. 小儿化食丸　　C. 一捻金
   D. 健脾消食丸　　E. 肥儿丸

39. 某患者,40岁,由于肝火旺盛导致目赤肿痛,视物昏暗,羞明流泪,胬肉攀睛。宜选用
   A. 明目蒺藜丸　　B. 明目上清片　　C. 八宝眼药散
   D. 黄连羊肝丸　　E. 明目地黄丸

40. 主治烂喉丹痧,咽喉肿痛,喉风喉痈,单双乳蛾,小儿热疖,痈疡疔疮,乳痈发背,无名肿毒。宜选用
   A. 冰硼散　　B. 桂林西瓜霜　　C. 复方鱼腥草片
   D. 六神丸　　E. 玄麦甘桔含片

二、配伍选择题(共60题,每题1分。备选答案在前,试题在后。每组题均对应同一组备选答案,每题只有一个正确答案。每个备选答案可重复选用,也可不选用。)

[41-42]
   A. 宣肺平喘　　B. 温通经脉　　C. 止血
   D. 行气宽中　　E. 胜湿止痛
41. 桂枝具有的功效是
42. 荆芥具有的功效是

[43-44]
   A. 先煎　　B. 后下　　C. 另煎
   D. 包煎　　E. 烊化
43. 薄荷入汤剂宜
44. 辛夷入汤剂宜

[45-46]
   A. 肺痈　　B. 肠痈　　C. 乳痈
   D. 丹毒　　E. 疔疮
45. 鱼腥草尤善治
46. 蒲公英尤善治

[47-48]
   A. 芫花　　B. 牵牛子　　C. 京大戟
   D. 郁李仁　　E. 番泻叶
47. 性寒,既泻下逐水,又去积杀虫的药是
48. 性温,既泻水逐饮,又杀虫疗疮的药是

[49-50]
   A. 止血　　B. 活血　　C. 降血压
   D. 消痰水　　E. 利小便
49. 豨莶草除祛风湿,通经络外,又能
50. 臭梧桐除祛风湿,通经络外,又能

[51-52]
A. 滑石 B. 血竭 C. 硼砂
D. 车前子 E. 地肤子
51. 外用能清热收敛的药是
52. 内服能清肝明目的药是

[53-54]
A. 温阳利水 B. 补火助阳 C. 疏肝燥湿
D. 下气降逆 E. 温肺化饮
53. 附子的功效是
54. 干姜的功效是

[55-58]
A. 枳实 B. 佛手 C. 薤白
D. 青皮 E. 柿蒂
55. 既行气导滞,又通阳散结的药是
56. 既破气消积,又化痰除痞的药是
57. 既疏肝破气,又消积化滞的药是
58. 既疏肝理气,又和中化痰的药是

[59-61]
A. 清热安胎 B. 解毒止痢 C. 散寒止痛
D. 疏肝止痛 E. 清肝泻火
59. 艾叶除温经止血外,又能
60. 槐花除凉血止血外,又能
61. 苎麻根除凉血止血外,又能

[62-65]
A. 疏肝解郁 B. 祛风止痛 C. 利尿通淋
D. 止咳平喘 E. 清心除烦
62. 川芎除活血行气外,又能
63. 丹参除祛瘀止痛外,又能
64. 牛膝除活血通经外,又能
65. 桃仁除活血祛瘀外,又能

[66-69]
A. 清热滑痰 B. 消痰软坚 C. 燥湿化痰
D. 敛肺平喘 E. 泻肺平喘
66. 海藻的功效是
67. 竹沥的功效是
68. 桑白皮的功效是
69. 白果的功效是

[70-72]
A. 珍珠 B. 蒺藜 C. 僵蚕

D. 珍珠母　　　　　　　E. 罗布麻叶

70. 既平肝清热，又降压利水的药是
71. 既平肝潜阳，又清肝明目的药是
72. 既平肝疏肝，又祛风明目的药是

[73－74]
A. 风寒表证　　　　　B. 脚气肿痛　　　　　C. 疥癣、湿疮
D. 肺燥咳嗽　　　　　E. 肝阳上亢

73. 苦楝皮可用于治疗
74. 榧子可用于治疗

[75－76]
A. 当归　　　　　　　B. 鹿茸　　　　　　　C. 墨旱莲
D. 沙苑子　　　　　　E. 熟地黄

75. 既补血，又活血的药是
76. 既补血，又滋阴的药是

[77－78]
A. 芡实　　　　　　　B. 椿皮　　　　　　　C. 赤石脂
D. 山茱萸　　　　　　E. 覆盆子

77. 外用治外伤出血的药是
78. 内服治虚汗不止的药是

[79－80]
A. 丹参　　　　　　　B. 红花　　　　　　　C. 水蛭
D. 乳香　　　　　　　E. 五灵脂

79. 能破血逐瘀，通经的药是
80. 能化瘀止血，解蛇虫毒的药是

[81－82]
A. 芥子　　　　　　　B. 桔梗　　　　　　　C. 前胡
D. 白前　　　　　　　E. 竹茹

81. 性平，能宣肺祛痰的药是
82. 性微温，能降气祛痰的药是

[83－85]
A. 朱砂安神丸　　　　B. 半夏厚朴汤　　　　C. 龙胆泻肝汤
D. 归脾汤　　　　　　E. 六味地黄丸

83. 症见心烦不寐，小便短赤，可选用
84. 症见不寐多梦，急躁易怒，可选用
85. 症见心烦不寐，腰酸耳鸣，可选用

[86－87]
A. 益气固表　　　　　B. 发汗解表　　　　　C. 清热解毒
D. 宣肺止咳　　　　　E. 止泻止痢

86. 荆防颗粒除散风祛湿外，又能

87. 桑菊感冒片除疏风清热外,又能

[88-89]
  A. 祛暑利湿,补气生津 B. 祛暑除湿,和胃消食 C. 祛暑解表,清热生津
  D. 解表化湿,理气和中 E. 清热解毒,利湿化浊

88. 六合定中丸的功效是
89. 藿香正气水的功效是

[90-92]
  A. 清热解毒,凉血利咽 B. 清热疏风,利咽解毒 C. 清热化湿,行气止痛
  D. 清热泻火,散风止痛 E. 清热泻火,散结消肿

90. 香连丸的功能是
91. 板蓝根颗粒的功能是
92. 牛黄上清丸的功能是

[93-94]
  A. 二母宁嗽丸 B. 清肺抑火丸 C. 苏子降气丸
  D. 杏苏止咳颗粒 E. 川贝止咳露

93. 主治痰热阻肺所致的咳嗽,宜用
94. 主治燥热蕴肺所致的咳嗽,宜用

[95-96]
  A. 补益元气 B. 补气养阴 C. 温补气血
  D. 补气养血 E. 益气复脉

95. 生脉饮的功能是
96. 当归补血口服液的功能是

[97-98]
  A. 行气利湿 B. 分清化浊 C. 清热利水
  D. 利湿行水 E. 除湿祛痰

97. 五苓散除温阳化气外,又能
98. 排石颗粒除通淋排石外,又能

[99-100]
  A. 调经疏郁 B. 养血调经 C. 调经止带
  D. 除烦安神 E. 理气止痛

99. 安坤颗粒除滋阴清热外,又能
100. 更年安片除滋阴清热外,又能

三、综合分析选择题(共10题,每题1分。题干分为若干组,每组题目基于同一个临床情景、病例、实例或者案例的背景信息逐题展开。每题的备选项中,只有一个最佳答案。)

[101-103]
  某患者,30岁,夏季贪凉饮冷,症见恶寒发热,无汗头痛,头重身倦,呕吐,舌苔薄白而腻。医师诊断为阴寒闭暑证,处方以广藿香配伍应用。请回答下列问题:

101. 医师选用广藿香,是因其能
  A. 发表,行气调中 B. 发表,温中止呕 C. 发表,化湿止呕

D. 发表,胜湿止痛　　　E. 发表,温通经脉

102. 若治疗湿阻中焦,为了增强作用,应配伍
A. 佩兰　　　B. 砂仁　　　C. 白豆蔻
D. 草豆蔻　　E. 草果

103. 广藿香的主治病证,不包括
A. 湿阻中焦证　　B. 阴寒闭暑　　C. 暑湿证
D. 呕吐　　E. 阴虚火旺

[104－105]
患者,男,40岁。素体壮实,3日未解大便,腹胀痛,舌红苔黄,脉大有力。建议选用大黄配芒硝。请回答下列问题:

104. 大黄配芒硝的功效是
A. 泻下攻积,清肝杀虫　　B. 润肠通便,利水消肿　　C. 泻下攻积,行气止痛
D. 泻下逐饮,去积杀虫　　E. 泻下攻积,软坚清热

105. 大黄通便的合理使用方法是
A. 入汤剂久煎　　B. 先煎　　C. 包煎
D. 蒸法　　E. 开水泡服或后下

[106－107]
患者,男,35岁。开车不慎被撞击致左小腿受伤,局部皮肿疼痛,表皮渗血。建议选用三七治疗。请回答下列问题:

106. 三七的功效是
A. 凉血止血,消肿生肌　　B. 活血消瘀,消肿疗疮　　C. 收敛止血,活血化瘀
D. 收敛止血,解毒消肿　　E. 化瘀止血,活血定痛

107. 关于三七的主治,说法错误的是
A. 血热出血　　B. 外伤出血　　C. 胸痹
D. 肺热咳嗽　　E. 跌打损伤

[108－110]
患者,女,24岁,症见发热、头痛、咳嗽、口干、咽喉疼痛,脉浮数,中医辨证论治之后处方为银翘解毒片。请回答下列问题:

108. 银翘解毒片的主治病证是
A. 外感风寒湿邪,内有蕴热证　　B. 风热壅盛,表里俱实证
C. 外感风寒,郁而化热证　　D. 外感风邪,邪热阻肺证
E. 风热感冒证

109. 银翘解毒片的功能是
A. 疏风解表,清热解毒　　B. 发汗解表,宣肺平喘　　C. 辛凉疏表,宣肺止咳
D. 疏风解表,泻热通便　　E. 发汗祛湿,兼清里热

110. 银翘解毒片的君药是
A. 连翘、金银花　　B. 银柴胡、金银花　　C. 连翘、柴胡
D. 黄连、金银花　　E. 连翘、板蓝根

四、多项选择题(共10题,每题1分。每题的备选项中有2个或2个以上正确答案。少选、错选、多选均不得分。)

111. 功能健脾调中,调理脾胃气滞的药物是
    A. 木香　　　　　　B. 陈皮　　　　　　C. 佛手
    D. 青皮　　　　　　E. 香附

112. 具有凉血止血作用的药物是
    A. 大蓟　　　　　　B. 小蓟　　　　　　C. 地榆
    D. 槐花　　　　　　E. 侧柏叶

113. 能治疗食积脘腹胀痛的药物是
    A. 没药　　　　　　B. 延胡索　　　　　C. 三棱
    D. 莪术　　　　　　E. 刘寄奴

114. 具有截疟作用的中药是
    A. 柴胡　　　　　　B. 青蒿　　　　　　C. 生首乌
    D. 常山　　　　　　E. 鸦胆子

115. 能补肝肾,安胎的药物是
    A. 杜仲　　　　　　B. 续断　　　　　　C. 狗脊
    D. 菟丝子　　　　　E. 白术

116. 黄芩、黄连、黄柏均具备的功效有
    A. 清热　　　　　　B. 燥湿　　　　　　C. 泻火
    D. 解毒　　　　　　E. 退虚热

117. 番泻叶的功效有
    A. 泻热通便　　　　B. 消积健胃　　　　C. 清肝
    D. 杀虫　　　　　　E. 祛痰止咳

118. 关于苏子降气丸的说法,正确的有
    A. 功能为降气化痰,温肾纳气
    B. 主治上盛下虚、气逆痰壅所致的咳嗽喘息、胸膈满闷
    C. 阴虚、舌红无苔者忌服
    D. 外感痰热咳喘及孕妇慎用
    E. 服药期间,忌食生冷、油腻食物,忌烟酒

119. 关于解郁安神颗粒的说法,正确的有
    A. 功能为疏肝解郁,安神定志
    B. 主治情志不畅、肝郁气滞所致的失眠、心烦、焦虑、健忘
    C. 也可用于神经官能症、更年期综合征的治疗
    D. 睡前不宜饮用咖啡、浓茶等兴奋性饮品
    E. 保持心情舒畅

120. 关于香连丸的说法,正确的有
    A. 功能为清热化湿,行气止痛　　　　　B. 主治大肠湿热所致的痢疾、肠炎
    C. 药物组成为黄黄连、香附　　　　　　D. 寒湿及虚寒下痢者慎用
    E. 症见大便脓血、里急后重、发热腹痛

绝密★启用前

考生姓名
考生编号

国家执业药师资格考试最后密押5套卷
中药学专业知识(二)试卷(4)

考生注意事项

1. 考生必须严格遵守各项考场规则。
(1)在考试开考15分钟后不得入场。
(2)交卷出场时间不得早于考试结束前30分钟。
(3)交卷结束后,不得再进考场续考,也不得在考场附近逗留或交谈。
2. 答题前,考生须在答题卡上填写考生姓名、报考单位和考生编号,同时涂写考试科目和考生编号的信息点。
3. 答案必须按要求涂写在指定的答题卡上,写在其他地方无效。
(1)填涂部分应该按照答题卡上的要求用2B铅笔完成,若要改动,必须用橡皮擦干净。
(2)书写部分必须用(蓝)黑色字迹钢笔、圆珠笔或签字笔在答题卡上作答。字迹要清楚。
4. 考试结束后,将答题卡装入原试卷袋中,试卷交给监考人员。

中药学专业知识(二)试卷(4)

一、最佳选择题(共40题,每题1分。每题的备选项中,只有1个最符合题意。)

1. 治失眠、多梦、神志不清、癫狂等证,当选用归何经的药物
   A. 心经   B. 胃经   C. 脾经
   D. 肝经   E. 肾经

2. 牛黄不具有的功效是
   A. 清热解毒   B. 息风止痉   C. 利水通淋
   D. 化痰   E. 开窍

3. 木通的功效是
   A. 利水通淋,解暑   B. 利水通淋,敛疮   C. 利水通淋,清肺
   D. 利水通淋,润肠   E. 利水通淋,下乳

4. 葛根和升麻除均能解表透疹外,又能
   A. 定惊   B. 养阴   C. 活血
   D. 散结   E. 升阳

5. 牡丹皮不具有的功效是
   A. 清热   B. 利水通淋   C. 活血化瘀
   D. 退虚热   E. 凉血

6. 竹叶除生津止渴外,又能
   A. 清肝,杀虫   B. 清心,利尿   C. 清肺,化痰
   D. 清胃,止呕   E. 清胆,截疟

7. 既能泻水逐饮,又能破血的是
   A. 巴豆   B. 大黄   C. 芫花
   D. 甘遂   E. 千金子

8. 石膏的性味是
   A. 辛、甘,大寒   B. 苦、辛,大寒   C. 苦、甘,寒
   D. 苦、辛,寒   E. 辛,凉

9. 有清肝散结之效,善治肝阳眩晕、目珠夜痛及瘰疬瘿瘤的中药是
   A. 黄柏   B. 夏枯草   C. 龙胆草
   D. 马齿苋   E. 鱼腥草

10. 秦皮不具有的功效是
    A. 清热   B. 解毒   C. 燥湿止带
    D. 清肝明目   E. 利尿消肿

11. 具有化瘀止血,宁心安神之功效的是
    A. 三七   B. 景天三七   C. 茜草
    D. 艾叶   E. 槐花

12. 西红花的用量是
    A. 0.1~0.3g   B. 0.6~0.9g   C. 1~3g
    D. 5~9g   E. 10~15g

13. 天南星的功效是
    A. 燥湿化痰,降逆止呕   B. 燥湿化痰,祛风止痉   C. 温肺祛痰,通络止痛
    D. 清热化痰,散结消肿   E. 清热化痰,除烦止呕

14. 既能镇惊安神,又能收湿敛疮的是
    A. 磁石   B. 龙骨   C. 滑石
    D. 朱砂   E. 琥珀

15. 被誉为"血中之气药"的中药是
    A. 莪术   B. 乳香   C. 郁金
    D. 川芎   E. 香附

16. 祛除皮里膜外及经络之寒痰最宜用的中药是
    A. 半夏   B. 天南星   C. 旋覆花
    D. 桔梗   E. 白芥子

17. 刺蒺藜的功效是
    A. 平肝潜阳,清肝明目   B. 平肝潜阳,滋阴明目   C. 平肝疏肝,祛风明目,散风止痒
    D. 平肝潜阳,清热明目,解毒   E. 平肝息风,清肝明目,清热解毒

18. 莲子肉除养心安神外,又能
    A. 补肾助阳   B. 补脾止泻   C. 补肺定喘
    D. 补肝明目   E. 补心定惊

19. 具有解毒杀虫,截疟定惊之功效的是
    A. 儿茶   B. 轻粉   C. 雄黄
    D. 毛茛   E. 瓜蒂

20. 既能攻毒蚀疮,又能破血逐瘀的是
    A. 斑蝥   B. 升药   C. 砒石
    D. 蟾酥   E. 安息香

21. 能解表和胃,用于外感风寒、内有食积诸证的非处方药是
    A. 维C银翘片   B. 感特灵胶囊   C. 小柴胡颗粒
    D. 午时茶颗粒   E. 参苏丸

22. 某患者,56岁,由于火热内盛导致口舌生疮、咽喉疼痛、心胸烦热、小便短赤、大便秘结,宜选用
    A. 导赤丸   B. 新雪颗粒   C. 芩连片
    D. 板蓝根颗粒   E. 清热解毒口服液

23. 某患者,68岁,由于痰火扰心所致癫狂惊悸,喘咳痰稠,大便秘结。宜选用
    A. 二陈丸   B. 橘贝半夏颗粒 C. 礞石滚痰丸
    D. 清气化痰丸   E. 复方鲜竹沥液

24. 主治上盛下虚、气逆痰壅所致的咳嗽喘息、胸膈满闷的是
    A. 人参保肺丸   B. 苏子降气丸   C. 七味都气丸
    D. 固本咳喘片   E. 蛤蚧定喘丸

25. 某患者,50岁,症见肠鸣腹胀、五更泄泻、食少不化、久泻不止、面黄肢冷,宜选用
    A. 玉屏风胶囊　　　　　　B. 缩泉丸　　　　　　　C. 金锁固精丸
    D. 四神丸　　　　　　　　E. 固本益肠片

26. 六君子丸的功能是
    A. 补中益气,升阳举陷　　B. 补脾益气,燥湿化痰　　C. 益气健脾,和胃
    D. 补脾胃,益肺气　　　　E. 健脾和胃

27. 四物合剂的药物组成为
    A. 熟地黄、阿胶、白芍、川芎
    B. 熟地黄、当归、白术、川芎
    C. 熟地黄、当归、白芍、川芎
    D. 熟地黄、当归、白芍、香附
    E. 熟地黄、大枣、白芍、川芎

28. 某患者,30岁,症见心神烦乱、失眠多梦、心悸不宁、舌尖红、脉细数,宜选用
    A. 朱砂安神丸　　　　　　B. 柏子养心丸　　　　　C. 养血安神丸
    D. 枣仁安神液　　　　　　E. 解郁安神颗粒

29. 越鞠丸的君药是
    A. 神曲　　　　　　　　　B. 苍术　　　　　　　　C. 栀子
    D. 川芎　　　　　　　　　E. 香附

30. 某患者,70岁,由于寒凝气滞、心脉不通所致胸痹,症见胸闷、心前区疼痛。宜选用
    A. 复方丹参片　　　　　　B. 消栓通络胶囊　　　　C. 冠心苏合滴丸
    D. 血府逐瘀口服液　　　　E. 元胡止痛片

31. 具有平肝潜阳,醒脑安神之功能的是
    A. 芎菊上清丸　　　　　　B. 正天丸　　　　　　　C. 天麻钩藤颗粒
    D. 脑立清丸　　　　　　　E. 松龄血脉康胶囊

32. 香连丸的药物组成为
    A. 黄芩、木香　　　　　　B. 萸黄连、木香　　　　C. 黄柏、香附
    D. 萸黄连、香附　　　　　E. 黄芩、香附

33. 由于肝肾不足、瘀血阻络所致的骨质疏松症,宜选用
    A. 独活寄生合剂　　　　　B. 尪痹颗粒　　　　　　C. 天麻丸
    D. 仙灵骨葆胶囊　　　　　E. 壮腰健肾丸

34. 具有温阳化湿,消肿散结之功能的是
    A. 内消瘰疬丸　　　　　　B. 小金丸　　　　　　　C. 阳和解凝膏
    D. 乳癖消胶囊　　　　　　E. 地榆槐角丸

35. 具有温经活血,散寒止痛之功能的是
    A. 安坤颗粒　　　　　　　B. 八珍益母丸　　　　　C. 乌鸡白凤丸
    D. 少腹逐瘀丸　　　　　　E. 固经丸

36. 具有清热解毒,泻火利咽之功能的是
    A. 小儿热速清口服液　　　B. 儿感清口服液　　　　C. 解肌宁嗽丸
    D. 小儿咽扁颗粒　　　　　E. 小儿化毒散

37. 具有清热解毒,活血消肿之功能的是
    A. 小儿热速清口服液   B. 儿感清口服液   C. 解肌宁嗽丸
    D. 小儿咽扁颗粒   E. 小儿化毒散
38. 具有消食导滞,祛痰通便之功能的是
    A. 小儿消食片   B. 小儿化食丸   C. 一捻金
    D. 健脾消食丸   E. 肥儿丸
39. 某患者,30岁,由于肝胃火盛所致的目赤肿痛、眼缘溃烂、畏光怕风、眼角涩痒,宜选用
    A. 明目蒺藜丸   B. 明目上清片   C. 八宝眼药散
    D. 黄连羊肝丸   E. 明目地黄丸
40. 主治风热上攻、肺胃热盛所致的乳蛾、喉痹、口糜,宜选用
    A. 冰硼散   B. 桂林西瓜霜   C. 复方鱼腥草片
    D. 六神丸   E. 玄麦甘桔含片

二、配伍选择题(共60题,每题1分。备选答案在前,试题在后。每组题均对应同一组备选答案,每题只有一个正确答案。每个备选答案可重复选用,也可不选用。)

[41-42]
    A. 麻黄   B. 桂枝   C. 细辛
    D. 白芷   E. 羌活
41. 善治少阴经头痛的是
42. 善治阳明经头痛的是

[43-44]
    A. 紫苏   B. 生姜   C. 荆芥
    D. 防风   E. 香薷
43. "夏月麻黄"是指
44. "风药润剂"是指

[45-47]
    A. 平肝明目   B. 解毒透疹   C. 清肺润燥
    D. 疏肝   E. 息风止痉
45. 薄荷除宣散风热外,又能
46. 蝉蜕除疏散风热外,又能
47. 牛蒡子除宣肺利咽外,又能

[48-50]
    A. 夏枯草   B. 密蒙花   C. 谷精草
    D. 青葙子   E. 决明子
48. 能清热养肝,明目退翳的药是
49. 能清肝明目,润肠通便的药是
50. 能清肝明目,散结消肿的药是

[51-54]
    A. 清热解毒,排脓消痈   B. 清热解毒,祛痰利咽   C. 清热解毒,凉血止痢
    D. 清热解毒,祛风燥湿   E. 清热解毒,活血止痛

51. 大血藤的功效是
52. 鱼腥草的功效是
53. 白鲜皮的功效是
54. 白头翁的功效是

[55-58]
  A. 木香   B. 佛手   C. 橘红
  D. 枳实   E. 化橘红

55. 能破气消积,化痰除痞的中药是
56. 能调中,止痛的中药是
57. 能行气,燥湿,发表的中药是
58. 能行气,燥湿,消食的中药是

[59-60]
  A. 破血通经   B. 攻毒杀虫   C. 祛风止痛
  D. 清心除烦   E. 消痰散结

59. 瞿麦除利尿通淋外,又能
60. 灯心草除利尿通淋外,又能

[61-64]
  A. 薤白   B. 柿蒂   C. 沉香
  D. 枳实   E. 川楝子

61. 能破气消积的中药是
62. 能温肾纳气的中药是
63. 能杀虫疗癣的中药是
64. 能通阳散结的中药是

[65-68]
  A. 神曲   B. 贯众   C. 莱菔子
  D. 鸡内金   E. 苦楝皮

65. 能化坚消石的中药是
66. 能清热解毒的中药是
67. 能固精止遗的中药是
68. 能杀虫疗癣的中药是

[69-71]
  A. 礞石   B. 天麻   C. 钩藤
  D. 全蝎   E. 石决明

69. 既平肝潜阳,又清肝明目的中药是
70. 既息风平肝,又祛风通络的中药是
71. 既息风止痉,又解毒散结的中药是

[72-74]
  A. 大枣   B. 沙苑子   C. 骨碎补
  D. 太子参   E. 玉竹

72. 既补肾固精,又养肝明目的中药是
73. 既补中益气,又养血安神的中药是
74. 既滋阴润肺,又养胃生津的中药是

[75-77]
　　A. 天竺黄　　　　B. 桔梗　　　　C. 前胡
　　D. 白前　　　　　E. 礞石

75. 能清心定惊的中药是
76. 能宣散风热的中药是
77. 能平肝镇惊的中药是

[78-81]
　　A. 麝香　　　　　B. 地龙　　　　C. 蜈蚣
　　D. 石决明　　　　E. 青黛

78. 能平喘利尿的中药是
79. 能攻毒散结的中药是
80. 能平肝潜阳的中药是
81. 能凉血消斑的中药是

[82-83]
　　A. 人参　　　　　B. 甘草　　　　C. 白术
　　D. 山药　　　　　E. 大枣

82. 能燥湿,止汗的中药是
83. 能固精,止带的中药是

[84-86]
　　A. 杜仲　　　　　B. 海马　　　　C. 蛤蚧
　　D. 五加皮　　　　E. 巴戟天

84. 能补肝肾,安胎的中药是
85. 能补肺气,定喘嗽的中药是
86. 能补肾阳,祛风湿的中药是

[87-90]
　　A. 续断　　　　　B. 紫河车　　　C. 菟丝子
　　D. 何首乌　　　　E. 益智仁

87. 温肾补精,益气养血的中药是
88. 制用补益精血,生用解毒、截疟的中药是
89. 固精缩尿,止泻,摄唾的中药是
90. 固精缩尿,止泻,安胎的中药是

[91-93]
　　A. 健脾宁心　　　B. 升阳举陷　　C. 疏肝和胃
　　D. 益气健脾　　　E. 温补气血

91. 补中益气丸既能补中益气,又能
92. 香砂六君丸既能和胃,又能

93. 人参归脾丸既能益气补血,又能

[94-96]
A. 心阴不足,心悸健忘　　B. 气滞血瘀所致的胸痹　　C. 心火亢盛、阴血不足证
D. 心气虚寒,心悸易惊　　E. 阴虚血少所致的头眩心悸

94. 柏子养心丸主治
95. 天王补心丸主治
96. 朱砂安神丸主治

[97-98]
A. 补益肝肾　　B. 理气活血　　C. 消肿止痛
D. 活血化瘀　　E. 理气疏肝

97. 八宝眼药散的功能为
98. 障眼明片的功能为

[99-100]
A. 清热解毒,消肿利咽,化腐止痛
B. 清音利咽,消肿止痛
C. 润肺利咽,生津止渴
D. 疏风清热,消肿止痛,清利咽喉
E. 疏风清热,化痰散结,利咽开音

99. 六神丸的功能是
100. 黄氏响声丸的功能是

三、综合分析选择题(共10题,每题1分。题干分为若干组,每组题目基于同一个临床情景、病例、实例或者案例的背景信息逐题展开。每题的备选项中,只有一个最佳答案。)

[101-103]
患者,男,60岁。素体虚寒,近日偶遇风寒,出现胸腹胀闷作痛,胃痛,呕吐,伴有咳嗽,虚喘,腰膝酸软。医生建议选择沉香配伍应用。请回答下列问题:

101. 沉香的功效是
A. 燥湿行气,消积平喘
B. 化湿行气,温中止泻,安胎
C. 燥湿温中,截疟
D. 行气止痛,温中止呕,温肾纳气
E. 燥湿行气,温中止呕

102. 沉香的正确用法是
A. 入汤剂久煎　　B. 微火慢炖　　C. 酒蒸入煎
D. 炒焦入煎　　E. 打碎后下或入丸散

103. 沉香的用量为
A. 1~3g　　B. 1~5g　　C. 3~10g
D. 2~6g　　E. 5~10g

[104-106]
患者,男,35岁,北方人,在武汉工作5年,冬天常用冷水洗脚,近期出现关节疼痛,阴雨天

加重,遇温则减,并伴有腰膝酸软的症状,医生建议选用独活配伍治疗。请回答下列问题:

104. 独活的功效是

　　A. 祛风湿,通经络,消痰水,治骨鲠

　　B. 祛风除湿,散寒止痛

　　C. 祛风湿,止痛,解表

　　D. 祛风通络,定惊止痉

　　E. 祛风除湿,活血通络,消肿止痛,杀虫解毒

105. 若治疗全身性风湿痹痛,独活应配伍

　　A. 桑寄生　　　　B. 羌活　　　　　C. 狗脊

　　D. 杜仲　　　　　E. 淫羊藿

106. 独活的主治病证不包括

　　A. 风寒湿痹　　　B. 表证夹湿　　　C. 少阴头痛

　　D. 皮肤湿痒　　　E. 阴虚发热

[107~110]

　　患者,男,50岁,近期出现喘促、胸闷、久咳、气短、咽干、遗精、盗汗、小便频数。医生建议选用七味都气丸治疗。请回答下列问题:

107. 七味都气丸的主治病证为

　　A. 上盛下虚所致的咳喘　　B. 脾虚痰盛所致的咳喘　　C. 肺肾两虚所致的咳喘

　　D. 肾不纳气所致的咳喘　　E. 痰热壅肺所致的咳喘

108. 七味都气丸的功能为

　　A. 补肾纳气,涩精止遗　　B. 降气化痰,温肾纳气　　C. 益气固表,健脾补肾

　　D. 滋阴清肺,止咳平喘　　E. 清肺止咳,化痰通便

109. 七味都气丸的药物组成为

　　A. 生地黄、醋五味子、山茱萸(制)、山药、茯苓、泽泻、牡丹皮

　　B. 熟地黄、醋五味子、山茱萸(制)、山药、茯苓、泽泻、牡丹皮

　　C. 熟地黄、百合、山茱萸(制)、山药、茯苓、泽泻、牡丹皮

　　D. 熟地黄、醋五味子、苦杏仁、山药、茯苓、泽泻、牡丹皮

　　E. 熟地黄、醋五味子、山茱萸(制)、黄精、茯苓、泽泻、牡丹皮

110. 七味都气丸的君药为

　　A. 五味子　　　　B. 熟地黄　　　　C. 熟地黄、五味子

　　D. 熟地黄、山药　E. 熟地黄、山茱萸

四、多项选择题(共10题,每题1分。每题的备选项中有2个或2个以上正确答案。少选、错选、多选均不得分。)

111. 生姜与半夏配伍体现了七情中的

　　A. 相杀　　　　　B. 相畏　　　　　C. 相使

　　D. 相须　　　　　E. 相反

112. 入汤剂不宜久煎的药有

　　A. 紫苏　　　　　B. 青蒿　　　　　C. 钩藤

　　D. 薄荷　　　　　E. 鱼腥草

113. 清热药可分为哪几类
    A. 清热泻火药　　　B. 清热凉血药　　　C. 清热燥湿药
    D. 清虚热药　　　　E. 清热解毒药

114. 大枣的主治病证有
    A. 血虚脏躁　　　　B. 阳亢眩晕　　　　C. 脾虚乏力
    D. 血虚萎黄　　　　E. 调和药性

115. 具有补肾安胎作用的中药有
    A. 桑寄生　　　　　B. 紫苏　　　　　　C. 杜仲
    D. 白术　　　　　　E. 阿胶

116. 属于辛凉解表剂的有
    A. 正柴胡饮颗粒　　B. 银翘解毒丸　　　C. 桑菊感冒片
    D. 羚羊感冒胶囊　　E. 连花清瘟胶囊

117. 双黄连口服液的药物组成为
    A. 黄芩　　　　　　B. 黄连　　　　　　C. 金银花
    D. 大黄　　　　　　E. 连翘

118. 白芍的主治病证有
    A. 自汗盗汗　　　　B. 阳亢眩晕　　　　C. 阴虚燥咳
    D. 血虚萎黄　　　　E. 四肢拘急作痛

119. 龟甲的功效为
    A. 软坚散结　　　　B. 滋阴潜阳　　　　C. 养肾健骨
    D. 养血补心　　　　E. 活血化瘀

120. 下列关于越鞠丸的说法,正确的是
    A. 具有理气解郁,宽中除满的作用
    B. 主治瘀热痰湿内生所致的脾胃气郁证
    C. 香附善疏肝理气、解郁止痛,以治气郁,故为君药
    D. 川芎善活血祛瘀、行气止痛,以治血郁
    E. 栀子善清热泄三焦之火,以治火郁

绝密★启用前

考生姓名
考生编号

国家执业药师资格考试最后密押 5 套卷
中药学专业知识(二)试卷(5)

考生注意事项

1. 考生必须严格遵守各项考场规则。
(1) **在考试开考 15 分钟后不得入场。**
(2) **交卷出场时间不得早于考试结束前 30 分钟。**
(3) 交卷结束后,不得再进考场续考,也不得在考场附近逗留或交谈。
2. 答题前,考生须在答题卡上填写考生姓名、报考单位和考生编号,同时涂写考试科目和考生编号的信息点。
3. 答案必须按要求涂写在指定的答题卡上,写在其他地方无效。
(1) 填涂部分应该按照答题卡上的要求用 2B 铅笔完成,若要改动,必须用橡皮擦干净。
(2) 书写部分必须用(蓝)黑色字迹钢笔、圆珠笔或签字笔在答题卡上作答。字迹要清楚。
4. **考试结束后,将答题卡装入原试卷袋中,试卷交给监考人员。**

中药学专业知识(二)试卷(5)

一、最佳选择题(共40题,每题1分。每题的备选项中,只有1个最符合题意。)

1. 香薷的功效是
   A. 发散风寒,通窍止痛 B. 发汗解表,和中化湿 C. 发表散寒,祛风胜湿
   D. 祛风散寒,化痰止咳 E. 散风解表,透疹止痒

2. 善清心、肺、三焦之火,导湿热之邪从小便而出的是
   A. 黄柏 B. 玄参 C. 知母
   D. 栀子 E. 牡丹皮

3. 可用于治疗内热消渴,阴虚肠燥便秘的中药是
   A. 番泻叶 B. 玄参 C. 知母
   D. 芒硝 E. 大黄

4. 大黄用以攻下通便,应选用
   A. 生大黄后下 B. 生大黄先煎 C. 熟大黄
   D. 酒大黄 E. 大黄炭

5. 功善祛风湿、温经止痛,尤以治风寒湿痹寒邪偏盛者为宜的药物是
   A. 狗脊 B. 豨莶草 C. 威灵仙
   D. 川乌 E. 松节

6. 厚朴最适于治疗
   A. 寒疝腹痛 B. 两胁胀痛 C. 少腹刺痛
   D. 脘腹冷痛 E. 脘腹胀满

7. 黄连配吴茱萸可治
   A. 下焦湿热证 B. 湿热黄疸证 C. 湿热泻痢腹痛、里急后重
   D. 小儿惊风、抽搐 E. 肝火犯胃、湿热中阻之呕吐泛酸

8. 可治疗气虚自汗,阴虚盗汗及骨蒸劳热的中药是
   A. 浮小麦 B. 莲子 C. 山茱萸
   D. 乌梅 E. 芡实

9. 独活的功效是
   A. 祛风湿,通经络,治骨鲠 B. 祛风湿,舒经络,利湿退黄 C. 祛风湿,止痛,解表
   D. 祛风湿,补肝肾,安胎 E. 祛风湿,止痛,利水

10. 被称为治乳汁不下及热痹之良药的中药是
    A. 通草 B. 茯苓 C. 海金沙
    D. 木通 E. 石韦

11. 消食兼可解表的中药是
    A. 山楂 B. 神曲 C. 麦芽
    D. 鸡矢藤 E. 阿魏

12. 雷丸治下列何种虫病最佳
    A. 蛔虫病   B. 钩虫病   C. 脑囊虫病
    D. 蛲虫病   E. 绦虫病

13. 止血药中,能清肺胃热的中药是
    A. 白茅根   B. 小蓟   C. 槐花
    D. 紫珠   E. 地榆

14. 具有活血行气,通经止痛的作用,长于行肢臂而除痹痛的中药是
    A. 丹参   B. 姜黄   C. 乳香
    D. 红花   E. 川芎

15. 三七的功效是
    A. 化瘀止血,活血定痛   B. 化瘀止血,凉血通经   C. 化瘀止血,利尿通淋
    D. 化瘀止血,收敛止血   E. 化瘀止血,凉血止血

16. 既行血补血,又舒筋活络的中药是
    A. 鸡血藤   B. 丹参   C. 益母草
    D. 牛膝   E. 忍冬藤

17. 尤宜用于产后水肿的中药是
    A. 泽兰   B. 益母草   C. 车前子
    D. 茯苓皮   E. 地肤子

18. 既能清热化痰,又能除烦止呕的中药是
    A. 瓜蒌   B. 芦根   C. 枇杷叶
    D. 竹沥   E. 竹茹

19. 治疗气阴两伤证宜选用的中药是
    A. 人参   B. 党参   C. 西洋参
    D. 太子参   E. 玄参

20. 治疗阴虚血热的出血证宜选用的中药是
    A. 枸杞子   B. 墨旱莲   C. 黄精
    D. 玉竹   E. 百合

21. 桂枝合剂的功能是
    A. 解肌发表,调和营卫   B. 发汗解表,祛风散寒   C. 疏风散寒,解表清热
    D. 发散风寒,解热止痛   E. 疏风解表,清热解毒

22. 可用于晕车、晕船的是
    A. 藿香正气水 B. 保济丸   C. 参苏丸
    D. 六一散   E. 甘露消毒丸

23. 小建中合剂的功能是
    A. 温中散寒,健胃   B. 温中补虚,缓急止痛   C. 温胃理气
    D. 温中和胃   E. 温中健脾

24. 因其含有麻黄,故心脏病、高血压病患者慎用的是
    A. 通宣理肺丸 B. 杏苏止咳颗粒 C. 清肺抑火丸
    D. 蛇胆川贝散 E. 橘红丸

25. 主治热病属热入心包、热盛动风证的是
    A. 安宫牛黄丸   B. 紫雪散   C. 局方至宝散
    D. 万氏牛黄清心丸   E. 清开灵口服液

26. 具有温肾化气,利水消肿之功能的是
    A. 桂附地黄丸   B. 右归丸   C. 五子衍宗丸
    D. 济生肾气丸   E. 青娥丸

27. 某患者,66岁,由于心脾不足,气血两亏导致形瘦神疲,食少便溏,病后虚弱。宜选用
    A. 八珍颗粒   B. 人参归脾丸   C. 健脾生血颗粒
    D. 十全大补丸   E. 人参养荣丸

28. 具有疏肝清热,健脾养血之功能的是
    A. 朱砂安神丸   B. 小柴胡颗粒   C. 加味逍遥丸
    D. 逍遥颗粒   E. 解郁安神颗粒

29. 某患者,60岁,由于瘀热痰湿内生所致脾胃气郁,症见胸脘痞闷、腹中胀满、饮食停滞、嗳气吞酸。宜选用
    A. 越鞠丸   B. 气滞胃痛颗粒   C. 柴胡舒肝丸
    D. 左金丸   E. 胃苏颗粒

30. 血塞通颗粒的药物组成为
    A. 人参总皂苷   B. 西洋参总皂苷   C. 黄芪总皂苷
    D. 三七总皂苷   E. 党参总皂苷

31. 主治十二指肠溃疡疼痛、出血,胃酸过多。宜选用
    A. 槐角丸   B. 止血定痛片   C. 三七片
    D. 血府逐瘀口服液 E. 元胡止痛片

32. 具有清热,利尿,通淋之功能的是
    A. 肾炎四味片   B. 肾炎康复片   C. 八正合剂
    D. 癃闭舒胶囊   E. 三金片

33. 某患者,56岁,症见关节红肿热痛、伴有发热、汗出不解、口渴心烦、小便黄、舌红苔黄腻、脉滑数。宜选用
    A. 小活络丸   B. 木瓜丸   C. 痛风定胶囊
    D. 风湿骨痛丸   E. 颈复康颗粒

34. 某患者,30岁,由于脏腑实热、大肠火盛所致的肠风便血、痔疮肛瘘、湿热便秘、肛门肿痛,宜选用
    A. 内消瘰疬丸   B. 小金丸   C. 阳和解凝膏
    D. 乳癖消胶囊   E. 地榆槐角丸

35. 主治气血两虚兼有血瘀所致的月经不调,首选
    A. 安坤颗粒   B. 八珍益母丸   C. 乌鸡白凤丸
    D. 少腹逐瘀丸   E. 固经丸

36. 具有解表清热,宣肺化痰之功能的是
    A. 小儿热速清口服液 B. 儿感清口服液   C. 解肌宁嗽丸
    D. 小儿咽扁颗粒   E. 小儿化毒散

37. 具有消食化滞,健脾和胃之功能的是
   A. 小儿消食片 B. 小儿化食丸 C. 一捻金
   D. 健脾消食丸 E. 肥儿丸

38. 某患儿,6岁,由于痰浊阻肺所致的顿咳、咳嗽,症见咳嗽阵作、痰鸣气促、咽干声哑。宜选用
   A. 小儿咳喘灵颗粒 B. 清宣止咳颗粒 C. 鹭鸶咯丸
   D. 儿童清肺丸 E. 小儿消积止咳口服液

39. 某患者,62岁,由于肝肾阴虚所致的目涩畏光、视物模糊、迎风流泪。宜选用
   A. 明目蒺藜丸 B. 明目上清片 C. 八宝眼药散
   D. 黄连羊肝丸 E. 明目地黄丸

40. 主治热毒蕴结所致的咽喉疼痛、牙龈肿痛、口舌生疮,宜选用
   A. 冰硼散 B. 桂林西瓜霜 C. 复方鱼腥草片
   D. 六神丸 E. 玄麦甘桔含片

二、配伍选择题(共60题,每题1分。备选答案在前,试题在后。每组题均对应同一组备选答案,每题只有一个正确答案。每个备选答案可重复选用,也可不选用。)

[41-43]
   A. 解表兼安胎 B. 解表兼透疹 C. 解表兼化湿
   D. 解表兼凉血 E. 解表兼升阳

41. 桑叶
42. 柴胡
43. 紫苏

[44-46]
   A. 疏散风热 B. 凉血消斑 C. 利湿退黄
   D. 祛痰利咽 E. 活血止痛

44. 连翘除能清热解毒外,又能
45. 大青叶除能清热解毒外,又能
46. 金银花除能清热解毒外,又能

[47-48]
   A. 清热解毒,凉血 B. 清热解毒,利咽 C. 清热解毒,息风止痉
   D. 清热解毒,止痢 E. 清热解毒,明目

47. 大青叶、板蓝根、青黛共同具有的作用是
48. 重楼、牛黄共同具有的作用是

[49-50]
   A. 热结便秘 B. 阳虚便秘 C. 大便燥结
   D. 血虚便秘 E. 津亏便秘

49. 大黄尤善治
50. 芒硝尤善治

[51-52]
   A. 既能祛风湿,又能利水消肿
   B. 既能祛风湿,又能杀虫解毒

C. 既能祛风湿,又能清肺化痰
D. 既能祛风湿,又能清热解毒
E. 既能祛风湿,又能活血通络

51. 防己、五加皮的共同功效是
52. 雷公藤、穿山龙的共同功效是

[53-54]
A. 石决明　　　　B. 天麻　　　　C. 羚羊角
D. 柴胡　　　　　E. 钩藤

53. 为治肝胆疾患之要药的是
54. 为治肝阳上亢及目疾之要药的是

[55-56]
A. 脘腹胀满　　　B. 气滞胎动不安　　C. 风寒湿痹
D. 湿温初起　　　E. 湿热泄泻

55. 苍术善治
56. 砂仁可用于治

[57-58]
A. 血淋　　　　　B. 膏淋　　　　C. 热淋
D. 黄疸　　　　　E. 痰饮

57. 石韦善治
58. 萆薢善治

[59-60]
A. 清热解暑　　　B. 祛风除痹　　C. 健脾宁心
D. 通气下乳　　　E. 化痰止咳

59. 滑石的功效是
60. 虎杖的功效是

[61-62]
A. 既能散寒止痛,又能回阳
B. 既能散寒止痛,又能助阳
C. 既能散寒止痛,又能潜阳
D. 既能散寒止痛,又能通阳
E. 既能散寒止痛,又能升阳

61. 附子、干姜都具有的功效
62. 肉桂、丁香都具有的功效是

[63-64]
A. 厥阴头痛　　　B. 寒疝腹痛　　C. 风湿痹痛
D. 脘腹冷痛　　　E. 虫积腹痛

63. 吴茱萸尤善治
64. 小茴香尤善治

[65-66]

    A. 陈皮 B. 佛手 C. 青皮
    D. 枳实 E. 荔枝核
65. 功能破气除痞,化痰消积的药物是
66. 功能疏肝破气,消积化滞的药物是

[67-68]
    A. 香附 B. 木香 C. 陈皮
    D. 乌药 E. 枳实
67. 治湿热泻痢、里急后重,哪味药最宜与黄连配伍应用
68. 治痰湿闭阻、胸阳不振之胸痹疼痛,哪味药最宜与薤白配伍

[69-70]
    A. 行气止痛,杀虫 B. 行气止痛,化痰 C. 行气导滞,利水
    D. 行气止痛,调经 E. 行气散结,消食
69. 香附具有的功效是
70. 川楝子具有的功效是

[71-74]
    A. 平肝潜阳,制酸止痛 B. 平抑肝阳,柔肝止痛 C. 疏肝理气,调经止痛
    D. 理气和胃,祛寒止痛 E. 疏肝下气,散寒止痛
71. 香附的功效有
72. 吴茱萸的功效有
73. 白芍的功效有
74. 牡蛎的功效有

[75-76]
    A. 尿血、血淋 B. 便血、痔血 C. 崩漏下血
    D. 吐血、咯血 E. 外伤出血
75. 艾叶善治
76. 白及善治

[77-78]
    A. 既治癥瘕积聚,又治食积腹痛 B. 既治癥瘕积聚,又治风湿痹痛
    C. 既治癥瘕积聚,又治痈疽疮毒 D. 既治癥瘕积聚,又治骨折筋伤
    E. 既治癥瘕积聚,又治风疹皮癣
77. 三棱、莪术的适应证为
78. 土鳖虫的适应证为

[79-80]
    A. 朱砂 B. 磁石 C. 龙骨
    D. 酸枣仁 E. 柏子仁
79. 具有清心安神,清热解毒功效的药物是
80. 具有养心安神,收敛止汗功效的药物是

[81-85]
    A. 人参 B. 西洋参 C. 党参

D. 黄芪　　　　　　　　　E. 山药

81. 能补脾肺之气，又益心肾之气的药物是
82. 能补脾肺之气，又滋阴清热的药物是
83. 能补脾肺之气，又养血生津的药物是
84. 能补脾肺之气，又补肾涩精的药物是
85. 能补脾肺之气，又升阳固表的药物是

[86-89]
A. 七制香附丸　　　　B. 乌鸡白凤丸　　　　C. 少腹逐瘀丸
D. 更年安片　　　　　E. 安坤颗粒

86. 用于阴虚血热引起的月经不调的是
87. 用于气滞血虚引起的月经不调的是
88. 用于寒凝血瘀引起的月经不调的是
89. 用于气血两虚引起的月经不调的是

[90-92]
A. 白带丸　　　　　　B. 妇科十味片　　　　C. 安坤颗粒
D. 千金止带丸　　　　E. 七制香附丸

90. 患者，女，36岁，症见带下量多、色黄、有味，证属湿热下注，宜选用的成药是
91. 患者，女，30岁，症见月经期提前，经量较多，腰膝酸软，五心烦热，证属阴虚血热，宜选用的成药是
92. 患者，女，40岁，症见胸胁胀痛、经行量少、行经小腹胀痛、经前双乳胀痛，证属气滞血虚，宜选用的成药是

[93-94]
A. 滋阴养血，补心安神　　B. 滋阴清热，除烦安神　　C. 舒肝解郁，安定神志
D. 清心养血，镇惊安神　　E. 滋补肝肾，养血安神

93. 坤宝丸的主要作用是
94. 更年安片的主要作用是

[95-97]
A. 鹭鸶咯丸　　　　　B. 儿童清肺丸　　　　C. 清宣止咳颗粒
D. 小儿咳喘灵颗粒　　E. 小儿消积止咳口服液

95. 某患儿，6岁，症见咳嗽阵作、痰鸣气促、咽干声哑，证属痰浊阻肺，宜选用的成药是
96. 某患儿，8岁，症见面赤身热、咳嗽气促、痰多黏稠、咽痛声哑，证属风寒外束、肺经痰热，宜选用的成药是
97. 某患儿，5岁，患上呼吸道感染，症见发热、恶风、微有汗出、咳嗽咯痰、咳喘气促，证属外感风热，宜选用的成药是

[98-100]
A. 清热散风，明目止痛　　B. 泻火明目　　　　C. 滋肾，养肝，明目
D. 活血化瘀，益气养阴　　E. 补益肝肾，退翳明目

98. 明目地黄丸的作用为
99. 复方血栓通胶囊的作用为

100. 障眼明片的作用为

三、综合分析选择题(共10题,每题1分。题干分为若干组,每组题目基于同一个临床情景、病例、实例或者案例的背景信息逐题展开。每题的备选项中,只有一个最佳答案。)

[101-103]

患者,男,60岁。平素食欲不振,脉虚,自汗,体倦乏力,近日伴口渴,心悸失眠。建议用人参配伍治疗。请回答下列问题:

101. 针对患者,人参发挥的作用是
　　A. 补气,生津,安神　　B. 补益心气,养血安神　　C. 回阳,止汗,生津
　　D. 燥湿健脾,固表止汗　　E. 补气升阳,固表止汗

102. 若患者病情发展,口渴,大汗,症状加重,人参常配伍的药物组是
　　A. 附子、干姜　　B. 麦冬、五味子　　C. 太子参、大枣
　　D. 当归、黄芪　　E. 山药、玉竹

103. 人参入煎剂的正确用法是
　　A. 与他药同煎　　B. 隔水蒸服　　C. 烊化冲服
　　D. 酒浸后服　　E. 文火另煎兑服

[104-106]

某患者,40岁,因饮食不洁导致痢疾,症见大便脓血、里急后重、发热腹痛、舌淡红、苔黄腻、脉滑数。医生诊断为大肠湿热证,处方为香连丸。请回答下列问题:

104. 香连丸的作用为
　　A. 凉血活血,行气止痛　　B. 收敛止泻,行气止痛　　C. 清热化湿,行气止痛
　　D. 渗湿止泻,行气止痛　　E. 泻火解毒,行气止痛

105. 香连丸的君药为
　　A. 木香　　B. 黄连　　C. 黄芩
　　D. 香附　　E. 黄柏

106. 为增强上方止痢之效,拟在方中加用清热解毒,凉血止痢之品,宜选用
　　A. 龙胆　　B. 熊胆　　C. 紫草
　　D. 白鲜皮　　E. 白头翁

[107-110]

某患者,60岁,脾胃虚弱,食量不多,气虚痰多,腹胀便溏。医师辨证后处方为六君子丸。请回答下列问题:

107. 医师处方为六君子丸,是因其能主治
　　A. 气虚证　　B. 阴虚证　　C. 阳虚证
　　D. 血虚证　　E. 气血两虚证

108. 六君子丸的君药是
　　A. 陈皮　　B. 半夏　　C. 茯苓
　　D. 白术　　E. 党参

109. 若患者的疾病转化为脾胃气滞证,宜服用的成药是
　　A. 青娥丸　　B. 香砂六君丸　　C. 参苏丸
　　D. 四君子丸　　E. 桂附地黄丸

110. 若兼有血虚病证,症见面色萎黄、头晕眼花、心悸气短,宜加选的成药是
　　A. 生脉饮　　　　　B. 左归丸　　　　　C. 四物合剂
　　D. 四君子丸　　　　E. 七制香附丸

四、多项选择题(共10题,每题1分。每题的备选项中有2个或2个以上正确答案。少选、错选、多选均不得分。)

111. 桂枝的主治病证有
　　A. 痰饮　　　　　　B. 风寒湿痹　　　　C. 虚寒腹痛
　　D. 阳虚心悸　　　　E. 风寒表虚

112. 威灵仙主治
　　A. 湿热黄疸　　　　B. 风寒湿痹　　　　C. 骨蒸潮热
　　D. 诸骨鲠喉　　　　E. 痰饮积聚

113. 既能活血又可止血的中药是
　　A. 三七　　　　　　B. 茜草　　　　　　C. 五灵脂
　　D. 蒲黄　　　　　　E. 西红花

114. 具有降气化痰功效的是
　　A. 白前　　　　　　B. 前胡　　　　　　C. 旋覆花
　　D. 苏子　　　　　　E. 苦杏仁

115. 具有健脾功效的是
　　A. 茯苓　　　　　　B. 薏苡仁　　　　　C. 苍术
　　D. 白术　　　　　　E. 白扁豆

116. 防风通圣丸的功能有
　　A. 解表化湿　　　　B. 解表通里　　　　C. 祛风清热
　　D. 清热解毒　　　　E. 理气和中

117. 养阴清肺膏的功能有
　　A. 清肺利咽　　　　B. 润肠通便　　　　C. 清热解毒
　　D. 养阴润燥　　　　E. 活血润燥

118. 小儿化食丸多用于
　　A. 脾胃不和　　　　B. 消化不良　　　　C. 恶心呕吐
　　D. 大便干燥　　　　E. 脘腹胀满

119. 药物中含有川乌的中成药有
　　A. 小活络丸　　　　B. 木瓜丸　　　　　C. 风湿骨痛丸
　　D. 四妙丸　　　　　E. 痛风定胶囊

120. 四逆汤使用时应注意
　　A. 附子有毒,故不宜过量久服
　　B. 孕妇禁用
　　C. 湿热、阴虚、实热所致腹痛、泄泻者忌用
　　D. 冠心病心绞痛病情急重者应配合抢救措施
　　E. 不宜单独用于休克,应结合其他抢救措施

国家执业药师资格考试最后密押5套卷

中药学专业知识(二)

答案与解析

中药学专业知识(二)试卷(1)答案与解析

一、最佳选择题(共40题,每题1分。每题的备选项中,只有1个最符合题意。)

1. 【答案】B

   【解析】本题考查解表药,具有升阳止泻功效的药物只有葛根一味。葛根味辛升发,能升发清阳,鼓舞脾胃清阳之气上升而奏止泻痢之效,常用于治疗热泄热痢,脾虚泄泻。

2. 【答案】D

   【解析】本题考查甘遂,性寒,既能泻水逐饮,又能消肿散结。

3. 【答案】A

   【解析】本题考查千年健,功效是祛风湿、强筋骨。

4. 【答案】C

   【解析】本题考查生姜和肉豆蔻,生姜和肉豆蔻均有的功效是温中。

5. 【答案】A

   【解析】本题考查菊花,菊花的主治病证不包括燥咳痰黏。

6. 【答案】C

   【解析】本题考查薄荷。薄荷辛香凉散,质轻上浮。(1)薄荷善疏散上焦风热而清利头目,利咽喉。(2)薄荷既能透发疹毒,又能疏肝解郁。(3)薄荷治疗风热诸疾最宜,治疗肝郁化热可投。

7. 【答案】C

   【解析】本题考查利水渗湿药。五个备选答案中,虽然皆能利水消肿,治疗水肿,但只有茯苓既可祛邪,又可扶正,利水而不伤正气,为利水渗湿之要药,可用于治疗寒热虚实各种水肿。

8. 【答案】D

   【解析】本题考查祛风湿药,辛温香燥,易耗伤阴血,故阴亏血虚者应慎用。

9. 【答案】C

   【解析】本题考查砂仁,不具有的功效是解暑。

10. 【答案】E

    【解析】本题考查金钱草,善治砂淋与肝胆结石。

11. 【答案】C

    【解析】本题考查附子。附子配干姜:附子善于回阳救逆、温助脾阳;干姜重在温中,兼能回阳。二者合用,增强回阳救逆及温中的功效,临床治疗亡阳证、中焦寒证。例如四逆汤、附子理中丸。

12. 【答案】A

    【解析】本题考查木香。木香能通理三焦,尤善于行肠胃气滞,兼能健脾消食,为行气调中止痛之要药,善治肠胃寒凝气滞兼食积者。

13. 【答案】D

    【解析】本题考查雷丸。雷丸不入汤剂,研粉或入丸剂,每次5~7g(驱杀绦虫每次12~

18g),饭后用温开水调服,每日3次,连服3天。雷丸的杀虫成分为蛋白酶,受热(60℃左右)或酸作用下易被破坏失效,而在碱性环境中使用则作用最强,故入汤剂则无驱绦虫作用。

14.【答案】A

【解析】本题考查侧柏叶。

(1)侧柏叶既能凉血、收敛而止血,为治疗内外伤出血之要药,血热者宜生用,虚寒者须炒炭。

(2)侧柏叶又能清肺化痰而止咳,治疗肺热咳喘痰多。

(3)侧柏叶还能清热凉血而生发乌发,治疗血热脱发、须发早白。

(4)侧柏叶外用治疗烫伤。

15.【答案】C

【解析】本题考查化痰药。"脾为生痰之源",脾虚则津液不归正化而聚湿生痰,故常配健脾燥湿药同用,以标本兼顾。又因痰易阻滞气机,"气滞则痰凝,气行则痰消",故常配理气药同用,以加强化痰之功。

16.【答案】C

【解析】本题考查化痰药。桔梗性散上行,能载诸药上行,《珍珠囊药性赋》云其"为诸药之舟楫"。

17.【答案】B

【解析】本题考查羚羊角。备选答案中,五者皆有息风止痉的功效。其中地龙、羚羊角、钩藤又能清热,但羚羊角清热力强,善治热极生风之惊痫抽搐。

18.【答案】C

【解析】本题考查苏合香。丹参、红花为活血化瘀药,均有活血止痛功效,虽可在治疗冠心病心绞痛的复方中配伍应用,但二者无开窍辟秽之功,不是最佳首选药物;石菖蒲、冰片、苏合香都是开窍药,但石菖蒲无止痛作用,冠心病一般不用,冰片、苏合香具有止痛功效,常用于治疗冠心病心绞痛,但同时具有开窍辟秽、止痛功效,治疗冠心病心绞痛首选的应是苏合香。

19.【答案】E

【解析】本题考查马兜铃。(1)清肺化痰而止咳平喘,治疗肺热咳喘;(2)清肠泄热,治疗痔疮肿痛。

20.【答案】A

【解析】本题考查党参。甘补而平,不燥不腻。补气之力逊于人参,多用于脾肺气虚之轻症。又兼生津、养血,可治津亏、血虚等证。功效:补中益气,生津养血。

21.【答案】E

【解析】本题考查连花清瘟胶囊。连花清瘟胶囊主治流行性感冒属热毒滞肺证。

银翘解毒丸主治风热感冒。

桑菊感冒片主治风热感冒初起。

双黄连口服液主治外感风热所致的感冒。

羚羊感冒胶囊主治流行性感冒属风热证。

22.【答案】E

【解析】本题考查牛黄上清胶囊。牛黄上清胶囊主治热毒内盛、风火上攻。

龙胆泻肝丸主治肝胆湿热。

黄连上清片主治风热上攻、肺胃热盛。

一清颗粒主治火毒血热。

黛蛤散主治肝火犯肺。

23. 【答案】D

【解析】本题考查半夏天麻丸。半夏天麻丸的功能是健脾祛湿,化痰息风。

礞石滚痰丸,功能逐痰降火。清气化痰丸,功能清肺化痰。复方鲜竹沥液,功能清热化痰,止咳。消瘿丸,功能散结消瘿。

24. 【答案】D

【解析】本题考查固本咳喘片。固本咳喘片的功能是益气固表,健脾补肾。

人参保肺丸,功能益气补肺,止嗽定喘。

苏子降气丸,功能降气化痰,温肾纳气。

七味都气丸,功能补肾纳气,涩精止遗。

蛤蚧定喘丸,功能滋阴清肺,止咳平喘。

25. 【答案】E

【解析】本题考查固本益肠片。固本益肠片,功能健脾温肾,涩肠止泻。玉屏风胶囊,功能益气,固表,止汗。缩泉丸,功能补肾缩尿。金锁固精丸,功能固肾涩精。四神丸,功能温肾散寒,涩肠止泻。

26. 【答案】A

【解析】本题考查四君子丸。药物组成为党参、炒白术、茯苓、大枣、生姜、炙甘草。

27. 【答案】E

【解析】本题考查当归补血口服液。药物组成为黄芪、当归,功能为补养气血,主治气血两虚证。

28. 【答案】D

【解析】本题考查生脉饮。生脉饮的功能是益气复脉,养阴生津。

人参固本丸,功能滋阴益气,固本培元。

消渴丸,功能滋肾养阴,益气生津。

参芪降糖胶囊,功能益气养阴,健脾补肾。

养胃舒胶囊,功能益气养阴,健脾和胃,行气导滞。

29. 【答案】B

【解析】本题考查左金丸。功能泻火,疏肝,和胃,止痛。主治肝火犯胃,脘胁疼痛,口苦嘈杂,呕吐酸水,不喜热饮。

四逆散,功能透解郁热,疏肝理脾。主治肝气郁结所致的胁痛、痢疾,症见脘腹胁痛、热厥手足不温、泻痢下重。

柴胡舒肝丸,功能疏肝理气,消胀止痛。主治肝气不舒,症见胸胁痞闷、食滞不消、呕吐酸水。

气滞胃痛颗粒,功能疏肝理气,和胃止痛。主治肝郁气滞,胸痞胀满,胃脘疼痛。

胃苏颗粒,功能理气消胀,和胃止痛。主治气滞型胃脘痛,症见胃脘胀痛、窜及两胁、得嗳气或矢气则舒、情绪郁怒则加重、胸闷食少、排便不畅、舌苔薄白、脉弦。

30. 【答案】D

【解析】本题考查麝香保心丸,功能芳香温通,益气强心。主治气滞血瘀所致的胸痹,症见心前区疼痛、固定不移;心肌缺血所致的心绞痛、心肌梗死见上述证候者。

消栓胶囊,功能补气活血通络。

通心络胶囊,功能益气活血,通络止痛。

诺迪康胶囊,功能益气活血,通脉止痛。

稳心颗粒,功能益气养阴,活血化瘀。

31. 【答案】B

【解析】本题考查肾炎康复片,功能益气养阴,健脾补肾,清解余毒。主治气阴两虚,脾肾不足,水湿内停所致的体虚浮肿,症见神疲乏力、腰膝酸软、面目四肢浮肿,头晕耳鸣;慢性肾炎、蛋白尿、血尿见上述证候者。

肾炎四味片,功能清热利尿,补气健脾。主治湿热内蕴兼气虚所致的水肿,症见浮肿、腰痛、乏力、小便不利;慢性肾炎见上述证候者。

八正合剂,功能清热,利尿,通淋。主治湿热下注所致的淋证,症见小便短赤、淋沥涩痛、口燥咽干等。

癃闭舒胶囊,功能益肾活血,清热通淋。主治肾气不足、湿热瘀阻所致的癃闭,症见腰膝酸软、尿频、尿急、尿痛、尿线细,伴小腹拘急疼痛;前列腺增生症见上述证候者。

三金片,功能清热解毒,利湿通淋,益肾。主治下焦湿热所致的热淋,症见小便短赤、淋沥涩痛、尿急频数;急慢性肾盂肾炎、膀胱炎、尿路感染见上述证候者。

32. 【答案】E

【解析】本题考查萆薢分清丸。功能分清化浊,温肾利湿。主治肾不化气、清浊不分所致的白浊、小便频数。

消炎利胆片,功能清热,祛湿,利胆。

香连丸,功能清热化湿,行气止痛。

香连化滞丸,功能清热利湿,行血化滞。

五苓散,功能温阳化气,利湿行水。

33. 【答案】E

【解析】本题考查壮腰健肾丸,主治肾亏腰痛,风湿骨痛,症见膝软无力、小便频数。

仙灵骨葆胶囊主治肝肾不足,瘀血阻络所致的骨质疏松症,症见腰脊疼痛、足膝酸软、乏力。

尪痹颗粒主治肝肾不足、风湿痹阻所致的尪痹,症见肌肉、关节疼痛、局部肿大、僵硬畸形、屈伸不利、腰膝酸软、畏寒乏力;类风湿关节炎见上述证候者。

独活寄生合剂主治风寒湿闭阻、肝肾两亏、气血不足所致的痹病,症见腰膝冷痛、屈伸不利。

天麻丸主治风湿痹阻、肝肾不足所致的痹病,症见肢体拘挛、手足麻木、腰腿酸痛。

34. 【答案】E

【解析】本题考查当归苦参丸,功能活血化瘀,燥湿清热。主治湿热瘀阻所致的粉刺、酒皶,症见颜面、胸背粉刺疙瘩、皮肤红赤发热,或伴脓头、硬结,酒皶鼻、鼻赤。

连翘败毒丸,功能清热解毒,消肿止痛。主治热毒蕴结肌肤所致的疮疡。

如意金黄散,功效清热解毒,消肿止痛。主治热毒瘀滞肌肤所致疮疡肿痛、丹毒流注。

生肌玉红膏,功能解毒,祛腐,生肌。主治热毒壅盛所致的疮疡。

拔毒生肌散,功能拔毒生肌。主治热毒内蕴所致的溃疡,症见疮面脓液稠厚、腐肉未脱、久不生肌。

35.【答案】D
【解析】本题考查安坤颗粒,功能滋阴清热,养血调经。
大黄䗪虫丸,功能活血破瘀,通经消癥。
益母草颗粒,功能活血调经。
妇科十味片,功能养血舒肝,调经止痛。
七制香附丸,功能舒肝理气,养血调经。

36.【答案】A
【解析】本题考查千金止带丸,功能健脾补肾,调经止带。
白带丸,功能清热,除湿,止带。
妇科千金片,功能清热除湿,益气化瘀。
妇炎平胶囊,功能清热解毒,燥湿止带,杀虫止痒。
花红颗粒,功能清热解毒,燥湿止带,祛瘀止痛。

37.【答案】C
【解析】本题考查解肌宁嗽丸,功能解表宣肺,止咳化痰。
儿感清口服液,功能解表清热,宣肺化痰。
小儿热速清口服液,功能清热解毒,泻火利咽。
小儿咽扁颗粒,功能清热利咽,解毒止痛。
小儿化毒散,功能清热解毒,活血消肿。

38.【答案】B
【解析】本题考查小儿化食丸,功能消食化滞,泻火通便。
小儿消食片,功能消食化滞,健脾和胃。
一捻金,功能消食导滞,祛痰通便。
健脾消食丸,功能健脾,和胃,消食,化滞。
肥儿丸,功能健胃消积,驱虫。

39.【答案】B
【解析】本题考查千柏鼻炎片,主治风热犯肺、内郁化火、凝滞气血所致的鼻塞、鼻痒气热、流涕黄稠、或持续鼻塞、嗅觉迟钝;急慢性鼻炎、急慢性鼻窦炎见上述证候者。
藿胆丸主治湿浊内蕴、胆经郁火所致的鼻塞、流清涕或浊涕、前额头痛。
鼻炎康片主治风邪蕴肺所致的急慢性鼻炎、过敏性鼻炎。
鼻渊舒胶囊主治鼻炎、鼻窦炎属肺经风热及胆腑郁热证者。
辛芩颗粒主治肺气不足、风邪外袭所致的鼻痒、喷嚏、流清涕、易感冒;过敏性鼻炎见上述证候者。

40.【答案】C
【解析】本题考查云南白药。
用法:①出血者用温开水送服。②瘀血肿痛及未流血者用酒送服。③妇科各病证,用酒送服;但月经过多、红崩,用温水送服。④凡遇较重的跌打损伤可先服保险子1粒,轻伤及其他病证不必服。
注意事项:孕妇禁用。妇女月经期及哺乳期慎用。运动员慎用。过敏体质及有用本品过敏史者慎用。服药1日内,忌食蚕豆、鱼类及酸冷食物。外用前必须清洁创面。用药后如出现过敏反应,应立即停用,并视症状轻重给予抗过敏治疗,若外用可先清除药物。

二、配伍选择题(共 60 题,每题 1 分。备选答案在前,试题在后。每组题均对应同一组备选答案,每题只有一个正确答案。每个备选答案可重复选用,也可不选用。)

[41-42]

【答案】41. A、42. C

【解析】本组题考查功效。麻黄除发汗利水外,又能宣肺平喘;香薷除发汗利水外,又能化湿和中。

[43-44]

【答案】43. E、44. C

【解析】本组题考查功效。水牛角的功效是凉血,定惊。马齿苋的功效是凉血,通淋。

[45-46]

【答案】45. A、46. E

【解析】本组题考查功效。牛黄除清热解毒外,又能息风止痉。白头翁除清热解毒外,又能凉血止痢。

[47-49]

【答案】47. A、48. D、49. B

【解析】本组题考查清热药。可清热燥湿,泻肝胆火的药物是龙胆草;善清热燥湿,杀虫利尿的药物是苦参;具有清热燥湿,解毒,止痢,明目的药物是秦皮。

[50-52]

【答案】50. A、51. C、52. D

【解析】本组题考查消食药。瘀阻腹痛,痛经可选择的药物是山楂;石淋及胆结石可选鸡内金;咳嗽痰多,胸闷食少可选莱菔子。

[53-54]

【答案】53. E、54. D

【解析】秦艽味辛、苦,性平而偏寒;功效是祛风湿,通络止痛,退虚热,清湿热;用于风湿痹证,中风不遂,骨蒸潮热,疳积发热,湿热黄疸。木瓜味酸,性温;功效是舒筋活络,和胃化湿;可治疗风湿痹证,脚气水肿,吐泻转筋。

[55-58]

【答案】55. C、56. A、57. D、58. E

【解析】本组题考查补药。鹿茸、阿胶被称为血肉有情之品;山药、黄精被称为平补气阴之品;麦冬被称为滋养清润之品;南沙参、北沙参被称为凉补之品。

[59-61]

【答案】59. E、60. D、61. A

【解析】本组题考查补药。人参被称为救脱之要药;当归被称为妇科调经之要药;益智仁被称为脾寒泄痛或多涎唾之要药。

[62-63]

【答案】62. A、63. B

【解析】本组题考查清热药。青黛的功效有清热解毒,凉血消斑,定惊;重楼的功效有清热解毒,消肿止痛,息风定惊。

[64-67]

【答案】64. B、65. C、66. D、67. E

【解析】本组题考查清热药。主治骨蒸潮热,小儿疳热及湿热泻痢的中药是胡黄连;主治阴虚发热,骨蒸潮热,虚热兼表及疟疾寒热的中药是青蒿;主治阴虚发热,骨蒸潮热,产后虚热及痈肿疮毒的中药是白薇;主治阴虚发热,有汗骨蒸,肺热咳嗽及内热消渴的中药是地骨皮。

[68-70]

【答案】68. E、69. A、70. B

【解析】本组题考查配伍关系。知母配黄柏治阴虚火旺;石膏配知母治热病气分高热;柴胡配黄芩治少阳寒热往来。

[71-72]

【答案】71. C、72. A

【解析】消食药虽以消导食积为主,但也常兼有其他功效或各有所长,临证选用时应予注意。莱菔子既能消食,又能降气化痰止嗽。麦芽既消食又回乳。

[73-74]

【答案】73. B、74. E

【解析】本组题考查功效。甘草的功效是补气,解毒;白术的功效是补气,燥湿。

[75-77]

【答案】75. C、76. B、77. E

【解析】本组题考查中药功效。龙骨的功效是平肝潜阳,收敛固涩;磁石的功效是镇惊安神,纳气定喘;柏子仁的功效是养心安神,润肠通便。

[78-80]

【答案】78. B、79. C、80. E

【解析】本组题考查中药功效。既能开窍,又能清热止痛的药物是冰片;既能开窍,又能辟秽止痛的药物是苏合香;既能开窍,又能息风止痉的药物是牛黄。

[81-82]

【答案】81. D、82. B

【解析】本组题考查活血化瘀药。既能治血瘀经闭,又能治肝肾不足之腰膝酸痛的药是牛膝;既能治血瘀经闭,又能治湿热黄疸、肺热咳嗽的药是虎杖。

[83-85]

【答案】83. B、84. C、85. D

【解析】本组题考查儿科中成药。属于小儿咳嗽类药的是鹭鸶咯丸;属于小儿积滞类药的是小儿化食丸;属于小儿感冒类药的是解肌宁嗽丸。

[86-89]

【答案】86. A、87. B、88. C、89. D

【解析】备选答案中,治下焦湿热所致的热淋,宜选用三金片;治阳不化气、水湿内停所致的水肿,宜选用五苓散;治湿热内蕴兼气虚所致的水肿,宜选用肾炎四味片;治肝胆湿热、脾肺郁结所致的黄疸,宜选用茵陈五苓丸;治肾不化气、清浊不分所致的白浊,宜选用萆薢分清丸。

[90-93]

【答案】90. B、91. C、92. A、93. D

【解析】本组题考查补阳中成药。治疗肾阳不足应选桂附地黄丸;治疗肾阳不足,命门火衰应选右归丸;治疗肾虚精亏之阳痿不育应选五子衍宗丸;治疗肾阳不足,水湿内停应选济生肾气丸。

[94-97]

【答案】94. B、95. A、96. C、97. E

【解析】本组题考查化痰止咳中成药。逐痰降火应选用礞石滚痰丸;燥湿化痰应选用二陈丸;化痰息风应选用半夏天麻丸;宣肺止咳应选用通宣理肺丸;敛肺止咳应选用强力枇杷露。

[98-100]

【答案】98. E、99. C、100. A

【解析】本组题考查中成药的功能。小活络丸的功能为祛风散寒;四妙丸的功能为清热利湿;仙灵骨葆胶囊的功能为滋补肝肾。

三、综合分析选择题(共10题,每题1分。题干分为若干组,每组题目基于同一个临床情景、病例、实例或者案例的背景信息逐题展开。每题的备选项中,只有一个最佳答案。)

[101-102]

101.【答案】B

【解析】本题考查砂仁。砂仁的功效是化湿行气,温中止泻,安胎。

102.【答案】E

【解析】本题考查砂仁。砂仁的正确用法是打碎后下或入丸散。

[103-105]

103.【答案】A

【解析】本题考查防己。防己的功效是祛风湿,清热止痛,利水。

104.【答案】C

【解析】本题考查防己。本品苦寒伤胃,故脾胃虚寒、食欲不振、阴虚及无湿热者忌用。

105.【答案】E

【解析】本题考查防己的品种。正品为防己科粉防己的干燥根。

[106-108]

106.【答案】C

【解析】本题考查配伍。表实无汗症重,麻黄最宜配伍的药物是桂枝。

107.【答案】E

【解析】本题考查配伍。咳喘加重,麻黄最宜配伍的药物是苦杏仁。

108.【答案】E

【解析】本题考查用法用量。患者素体较弱,为防止发汗太过,宜选择麻黄绒。

[109-110]

109.【答案】B

【解析】本题考查右归丸。功能是温补肾阳,填精止遗。

110.【答案】C

【解析】本题考查熟地黄的作用。补阳药配伍补阴药,属于阴中求阳。

四、多项选择题(共 10 题,每题 1 分。每题的备选项中有 2 个或 2 个以上正确答案。少选、错选、多选均不得分。)

111.【答案】ABCD

【解析】本题考查秦艽的主治病证。

(1)风湿热痹,风寒湿痹,表证夹湿。

(2)骨蒸潮热。

(3)湿热黄疸。

112.【答案】ABDE

【解析】本题考查蒲黄,功效是活血祛瘀,收敛止血,利尿通淋。

主治病证:

(1)吐血,咳血,衄血,尿血,便血,崩漏,外伤出血。

(2)血瘀心腹疼痛、痛经,产后瘀阻腹痛。

(3)血淋涩痛。

113.【答案】ACDE

【解析】本题考查川芎的主治病证。

(1)月经不调,痛经,经闭,难产,产后瘀阻腹痛。

(2)胸痹心痛,胁肋作痛,肢体麻木,跌打损伤,疮痈肿痛。

(3)头痛,风湿痹痛。

114.【答案】ABCD

【解析】本题考查郁金,功效是活血止痛,行气解郁,凉血清心,利胆退黄。

115.【答案】BCD

【解析】本题考查蛇床子,功效是燥湿祛风,杀虫止痒,温肾壮阳。

主治:

(1)阴部湿痒,湿疹,湿疮,疥癣。

(2)寒湿带下,湿痹腰痛。

(3)肾虚阳痿,宫冷不孕。

116.【答案】ABCDE

【解析】本题考查乌鸡白凤丸,功能是补气养血,调经止带。主治气血两虚,身体瘦弱,腰膝酸软,月经不调,崩漏带下。

117.【答案】BCE

【解析】本题考查滋阴养肝明目的常用中成药。黄连羊肝丸泻火明目;明目地黄丸滋肾,养肝,明目;障眼明片补益肝肾,退翳明目;明目上清片清热散风,明目止痛;石斛夜光颗粒滋阴补肾,清肝明目。

118.【答案】DE

【解析】固本益肠片,功能健脾温肾,涩肠止泻。主治脾肾阳虚所致的泄泻,症见腹痛绵绵、大便清稀或有黏液及黏液血便、食少腹胀、腰酸乏力、形寒肢冷、舌淡苔白。

119.【答案】AC

【解析】天王补心丸,功能滋阴养血,补心安神。主治心阴不足,心悸健忘,失眠多梦,大便干燥。

120.【答案】BD

【解析】癃闭舒胶囊,功能益肾活血,清热通淋。主治肾气不足、湿热瘀阻所致的癃闭,症见腰膝酸软、尿频、尿急、尿痛、尿线细,伴小腹拘急疼痛;前列腺增生症见上述证候者。

中药学专业知识(二)试卷(2)答案与解析

一、最佳选择题(共40题,每题1分。每题的备选项中,只有1个最符合题意。)

1. 【答案】A
   【解析】本题考查细辛的功效,祛风散寒,通窍,止痛,温肺化饮。

2. 【答案】D
   【解析】本题考查淡竹叶,甘淡渗利,被誉为"治热病烦渴、火炎口疮之要药"。善清心、胃之火以除烦;善清利小肠以利小便,治疗心火尿赤、热淋。

3. 【答案】C
   【解析】本题考查连翘,功效是清热解毒,疏散风热,消肿散结,利尿。

4. 【答案】A
   【解析】本题考查党参,功效是补中益气,生津养血。

5. 【答案】C
   【解析】本题考查蒲黄。蒲黄除活血化瘀外,还能收敛止血。

6. 【答案】B
   【解析】本题考查紫苏,功效是发表散寒,行气宽中,安胎,解鱼蟹毒。主治:
   (1)风寒表证,咳嗽胸闷。
   (2)脾胃气滞证。
   (3)气滞胎动证。
   (4)食鱼蟹中毒引起的腹痛吐泻。

7. 【答案】B
   【解析】本题考查常山,既能涌吐痰饮,又善截疟。

8. 【答案】D
   【解析】本题考查海风藤,功效是祛风湿,通经络。

9. 【答案】E
   【解析】本题考查通草,功效是利水通淋,下乳。

10. 【答案】C
    【解析】本题考查萆薢,为治疗膏淋、白浊之要药。

11. 【答案】E
    【解析】本题考查防己的功效,祛风湿,止痛,利水。

12. 【答案】B
    【解析】本题考查肉桂,长于温补命门之火而益阳消阴、引火归原。

13. 【答案】A
    【解析】本题考查荔枝核,主治寒疝腹痛,睾丸肿痛。

14. 【答案】C
    【解析】本题考查三七,既能化瘀而止血,又能活血而止痛,还兼能补虚而强身健体。

15. 【答案】D

【解析】本题考查石菖蒲,治疗痰湿蒙蔽心窍之神昏。

16. 【答案】A

【解析】本题考查党参,功效是补中益气,生津养血。

主治:(1)脾气亏虚,食欲不振,吐泻。(2)肺气亏虚,气短喘促,自汗。(3)气津两伤,气短,口渴。(4)血虚萎黄,头晕,心慌。

17. 【答案】B

【解析】本题考查黄精,功效是滋阴润肺,补脾益气。

18. 【答案】D

【解析】本题考查石决明,煅后水飞可点眼以治肝火目赤翳障。

19. 【答案】E

【解析】本题考查石菖蒲,功效是开窍宁神,化湿和胃。

20. 【答案】A

【解析】本题考查甘草,主治心气虚之心动悸,脉结代。

21. 【答案】E

【解析】本题考查表实感冒颗粒。药物组成为麻黄、桂枝、防风、白芷、紫苏叶、葛根、生姜、陈皮、桔梗、苦杏仁（炒）、甘草。主治感冒风寒表实证。

22. 【答案】B

【解析】本题考查增液口服液。增液口服液,功能养阴生津,增液润燥。主治阴津亏损所致的便秘。

麻仁胶囊,功能润肠通便。主治肠热津亏所致的便秘。

通便灵胶囊,功能泻热导滞,润肠通便。主治热结便秘,长期卧床便秘,一时性腹胀便秘,老年习惯性便秘。

苁蓉通便口服液,功能滋阴补肾,润肠通便。主治中老年人、病后、产后等虚性便秘及习惯性便秘。

舟车丸,功能行气逐水。主治水停气滞所致的水肿。

23. 【答案】C

【解析】本题考查香砂养胃颗粒。香砂养胃颗粒主治胃阳不足、湿阻气滞所致的胃痛、痞满,症见胃痛隐隐、脘闷不舒、呕吐酸水、嘈杂不适、不思饮食、四肢倦怠。

理中丸主治脾胃虚寒,呕吐泄泻,胸满腹痛,消化不良。

良附丸主治寒凝气滞,脘痛吐酸,胸腹胀满。

附子理中丸主治脾胃虚寒所致的脘腹冷痛、呕吐泄泻、手足不温。

香砂平胃丸主治湿浊中阻、脾胃不和所致的胃脘疼痛、胸膈满闷、恶心呕吐、纳呆食少。

24. 【答案】C

【解析】本题考查强力枇杷露,药物组成为枇杷叶、罂粟壳、百部、桑白皮、白前、桔梗、薄荷脑。功能为清热化痰,敛肺止咳。因其含有毒的罂粟壳,故孕妇禁用,不可过量或久用。外感咳嗽及痰浊壅盛者慎用。服药期间,忌食辛辣厚味食物。

25. 【答案】C

【解析】本题考查四神丸。四神丸的药物组成为补骨脂(盐炒)、肉豆蔻（煨）、吴茱萸(制)、五味子(醋制)、大枣(去核)、生姜。

26.【答案】B

【解析】本题考查右归丸,主治肾阳不足,命门火衰,腰膝酸冷,精神不振,怯寒畏冷,阳痿遗精,大便溏薄,尿频而清。

桂附地黄丸主治肾阳不足,腰膝酸冷,肢体浮肿,小便不利或反多,痰饮喘咳,消渴。

五子衍宗丸主治肾虚精亏所致的阳痿不育、遗精早泄、腰痛、尿后余沥。

济生肾气丸主治肾阳不足、水湿内停所致的肾虚水肿、腰膝酸重、小便不利、痰饮咳喘。

青娥丸主治肾虚腰痛,起坐不利,膝软乏力。

27.【答案】B

【解析】本题考查大补阴丸,功能滋阴降火。主治阴虚火旺,潮热盗汗,咳嗽咯血,耳鸣遗精。

左归丸,功能滋肾补阴。主治真阴不足,腰膝酸软,盗汗遗精,神疲口燥。

杞菊地黄丸,功能滋肾养肝。主治肝肾阴亏,眩晕耳鸣,羞明畏光,迎风流泪,视物昏花。

河车大造丸,功能滋阴清热,补肾益肺。主治肺肾两亏,虚劳咳嗽,骨蒸潮热,盗汗遗精,腰膝酸软。

麦味地黄丸,功能滋肾养肺。主治肺肾阴亏,潮热盗汗,咽干咳血,眩晕耳鸣,腰膝酸软,消渴。

28.【答案】A

【解析】本题考查天王补心丸。天王补心丸,功能滋阴养血,补心安神。

柏子养心丸,功能补气,养血,安神。

养血安神丸,功能滋阴养血,宁心安神。

枣仁安神液,功能养血安神。

解郁安神颗粒,功能疏肝解郁,安神定志。

29.【答案】D

【解析】本题考查左金丸,功能泻火,疏肝,和胃,止痛。

四逆散,功能透解郁热,疏肝理脾。

柴胡舒肝丸,功能疏肝理气,消胀止痛。

气滞胃痛颗粒,功能疏肝理气,和胃止痛。

胃苏颗粒,功能理气消胀,和胃止痛。

30.【答案】D

【解析】本题考查血府逐瘀口服液,功能活血祛瘀,行气止痛。主治气滞血瘀所致的胸痹、头痛日久、痛如针刺而有定处、内热烦闷、心悸失眠、急躁易怒。

复方丹参片,功能活血化瘀,理气止痛。主治气滞血瘀所致的胸痹,症见胸闷、心前区刺痛;冠心病心绞痛见上述证候者。

消栓通络胶囊,功能活血化瘀,温经通络。主治瘀血阻络所致的中风,症见神情呆滞、言语謇涩、手足发凉、肢体疼痛;缺血性中风及高脂血症见上述证候者。

逐瘀通脉胶囊,功能破血逐瘀,通经活络。主治血瘀所致的眩晕,症见头晕、头痛、耳鸣、舌质黯红、脉沉涩;高血压、脑梗塞、脑动脉硬化等病见上述证候者。

元胡止痛片,功能理气,活血,止痛。主治气滞血瘀所致的胃痛、胁痛、头痛及痛经。

31.【答案】A

【解析】本题考查枳实导滞丸,主治饮食积滞、湿热内阻所致的脘腹胀痛、不思饮食、大便秘结、痢疾里急后重。

保和丸主治食积停滞,脘腹胀满,嗳腐吞酸,不欲饮食。

六味安消散主治脾胃不和、积滞内停所致的胃痛胀满、消化不良、便秘、痛经。

开胃健脾丸主治脾胃虚弱、中气不和所致的泄泻、痞满,症见食欲不振、嗳气吞酸、腹胀泄泻;消化不良见上述证候者。

元胡止痛片主治气滞血瘀所致的胃痛、胁痛、头痛及痛经。

32.【答案】D

【解析】本题考查茵栀黄口服液,药物组成为茵陈提取物、栀子提取物、黄芩提取物、金银花提取物。功能清热解毒,利湿退黄。主治肝胆湿热所致的黄疸,症见面目悉黄、胸胁胀痛、恶心呕吐、小便黄赤;急、慢性肝炎见上述证候者。

癃闭舒胶囊主治肾气不足、湿热瘀阻所致的癃闭,症见腰膝酸软、尿频、尿急、尿痛、尿线细,伴小腹拘急疼痛;前列腺增生症见上述证候者。

三金片主治下焦湿热所致的热淋,症见小便短赤、淋沥涩痛、尿急频数;急慢性肾盂肾炎、膀胱炎、尿路感染见上述证候者。

排石颗粒主治下焦湿热所致的石淋,症见腰腹疼痛、排尿不畅或伴有血尿;泌尿系统结石见上述证候者。

癃清片主治下焦湿热所致的热淋,症见尿频、尿急、尿痛、腰痛、小腹坠胀。亦用于慢性前列腺炎之湿热蕴结兼瘀血证,症见小便频急,尿后余沥不尽,尿道灼热,会阴少腹腰骶部疼痛或不适等。

33.【答案】C

【解析】本题考查四妙丸,功能清热利湿。主治湿热下注所致的痹病,症见足膝红肿、筋骨疼痛。

小活络丸主治风寒湿邪闭阻、痰瘀阻络所致的痹病,症见肢体关节疼痛,或冷痛,或刺痛,或疼痛夜甚、关节屈伸不利、麻木拘挛。

木瓜丸主治风寒湿闭阻所致的痹病,症见关节疼痛、肿胀、屈伸不利、局部恶风寒、肢体麻木、腰膝酸软。

风湿骨痛丸主治寒湿闭阻经络所致的痹病,症见腰脊疼痛、四肢关节冷痛;风湿性关节炎见上述证候者。

颈复康颗粒主治风湿瘀阻所致的颈椎病。

34.【答案】E

【解析】本题考查当归苦参丸,功能活血化瘀,燥湿清热。主治湿热瘀阻所致的粉刺、酒皶,症见颜面、胸背粉刺疙瘩,皮肤赤发热,或伴脓头、硬结,酒皶鼻、鼻赤。

连翘败毒丸,功能清热解毒,消肿止痛。主治热毒蕴结肌肤所致的疮疡。

如意金黄散,功效清热解毒,消肿止痛。主治热毒瘀滞肌肤所致疮疡肿痛、丹毒流注。

生肌玉红膏,功能解毒,祛腐,生肌。主治热毒壅盛所致的疮疡。

拔毒生肌散,功能拔毒生肌。主治热毒内蕴所致的溃疡,症见疮面脓液稠厚、腐肉未脱、久不生肌。

35.【答案】D

【解析】本题考查安坤颗粒,主治阴虚血热所致的月经先期、月经量多、经期延长,症见月经期提前、经量较多、行经天数延长、经色红质稀、腰膝酸软、五心烦热。

大黄䗪虫丸,主治瘀血内停所致的癥瘕、闭经。

益母草颗粒,主治血瘀所致的月经不调、产后恶露不绝。

妇科十味片,主治血虚肝郁所致月经不调、痛经、月经前后诸证。

七制香附丸,主治气滞血虚所致的痛经、月经量少、闭经。

36. 【答案】D

【解析】本题考查妇炎平胶囊,功能清热解毒,燥湿止带,杀虫止痒。

千金止带丸,功能健脾补肾,调经止带。

白带丸,功能清热,除湿,止带。

妇科千金片,功能清热除湿,益气化瘀。

花红颗粒,功能清热解毒,燥湿止带,祛瘀止痛。

37. 【答案】E

【解析】本题考查小儿化毒散,功能清热解毒,活血消肿。

解肌宁嗽丸,功能解表宣肺,止咳化痰。

儿感清口服液,功能解表清热,宣肺化痰。

小儿热速清口服液,功能清热解毒,泻火利咽。

小儿咽扁颗粒,功能清热利咽,解毒止痛。

38. 【答案】E

【解析】本题考查肥儿丸,功能健胃消积,驱虫。

小儿化食丸,功能消食化滞,泻火通便。

小儿消食片,功能消食化滞,健脾和胃。

一捻金,功能消食导滞,祛痰通便。

健脾消食丸,功能健脾,和胃,消食,化滞。

39. 【答案】C

【解析】本题考查藿胆丸,主治湿浊内蕴、胆经郁火所致的鼻塞、流清涕或浊涕、前额头痛。

鼻炎康片主治风邪蕴肺所致的急慢性鼻炎、过敏性鼻炎。

千柏鼻炎片主治风热犯肺、内郁化火、凝滞气血所致的鼻塞、鼻痒气热、流涕黄稠,或持续鼻塞、嗅觉迟钝;急慢性鼻炎、急慢性鼻窦炎见上述证候者。

鼻渊舒胶囊主治鼻炎、鼻窦炎属肺经风热及胆腑郁热证者。

辛芩颗粒主治肺气不足、风邪外袭所致的鼻痒、喷嚏、流清涕、易感冒;过敏性鼻炎见上述证候者。

40. 【答案】E

【解析】本题考查玄麦甘桔含片,药物组成为玄参、麦冬、桔梗、甘草。主治阴虚火旺,虚火上浮,口鼻干燥,咽喉肿痛。

冰硼散主治热毒蕴结所致的咽喉疼痛、牙龈肿痛、口舌生疮。

桂林西瓜霜主治风热上攻、肺胃热盛所致的乳蛾、喉痹、口糜。

复方鱼腥草片主治外感风热所致的急喉痹、急乳蛾。

六神丸主治烂喉丹痧、咽喉肿痛、喉风喉痈、单双乳蛾、小儿热疖、痈疡疔疮、乳痈发背、无名肿毒。

二、配伍选择题（共60题，每题1分。备选答案在前，试题在后。每组题均对应同一组备选答案，每题只有一个正确答案。每个备选答案可重复选用，也可不选用。）

[41-43]

【答案】41.B、42.A、43.C

【解析】本组题考查解表药。蝉蜕的功效是息风止痉；升麻的功效是升举阳气；菊花的功效是平肝明目。

[44-45]

【答案】44.A、45.E

【解析】本组题考查止血药。白及的功效是收敛止血，消肿生肌；藕节的功效是收敛止血。

[46-48]

【答案】46.A、47.E、48.B

【解析】本组题考查止咳药。杏仁的功效是止咳平喘，润肠通便；白果的功效是敛肺平喘，收涩止带；枇杷叶的功效是化痰止咳，和胃降逆。

[49-51]

【答案】49.A、50.B、51.D

【解析】本组题考查平肝息风药。珍珠母除能平肝潜阳外，又能清肝明目；生牡蛎除能平肝潜阳外，又能软坚散结；磁石除能平肝潜阳外，又能纳气平喘。

[52-54]

【答案】52.C、53.B、54.E

【解析】本组题考查补虚药和收涩药。覆盆子除益肾固精外，又能缩尿、明目；沙苑子除益肾固精外，又能养肝；益智仁除益肾固精外，又能摄唾。

[55-56]

【答案】55.C、56.E

【解析】本组题考查功效。祛风通络，凉血消肿的是络石藤；祛风通络，定惊止痉的是蕲蛇。

[57-58]

【答案】57.B、58.D

【解析】本组题考查功效。白豆蔻除温中止呕外，又能化湿行气；草豆蔻除温中止呕外，又能燥湿行气。

[59-60]

【答案】59.D、60.E

【解析】本组题考查驱虫药。槟榔驱绦虫的成人一日用量是30~60g；南瓜子驱蛔虫的成人一日用量是60~120g。

[61-62]

【答案】61.A、62.D

【解析】本组题考查止血药。白茅根的功效是凉血止血，清热利尿；景天三七的功效是化瘀止血，宁心安神。

[63-65]

【答案】63.E、64.A、65.C

【解析】本组题考查活血药。既破血逐瘀，又续筋接骨的药是土鳖虫；既活血行气，又祛风止痛的药是川芎；既活血止痛，又解蛇虫毒的药是五灵脂。

[66-68]

【答案】66. B、67. D、68. B

【解析】本组题考查止咳药。桑白皮和葶苈子的功效是泻肺平喘，利水消肿；旋覆花的功效是消痰行水，降逆止呕。

[69-71]

【答案】69. E、70. D、71. B

【解析】本组题考查功效。白茅根的功效是利尿通淋；白及的功效是消肿生肌；艾叶的功效是温经止血。

[72-74]

【答案】72. D、73. A、74. E

【解析】本组题考查功效。能行气解郁，利胆退黄的药是郁金；能活血，行气，止痛的药是延胡索；能活血化瘀，清热解毒的药是益母草。

[75-78]

【答案】75. A、76. A、77. C、78. B

【解析】本组题考查补药。麦冬和石斛的功效是益胃生津；黄精的功效是补阴益气；枸杞子的功效是补肝明目。

[79-80]

【答案】79. B、80. A

【解析】本组题考查收涩药。乌梅的功效是敛肺生津；椿皮的功效是涩肠杀虫。

[81-82]

【答案】81. A、82. C

【解析】本组题考查收涩药。五味子的功效是敛肺滋肾；浮小麦的功效是除热止汗。

[83-84]

【答案】83. A、84. D

【解析】本组题考查祛风湿药。香加皮能强心利水而消肿，治疗心衰性水肿最宜。木瓜具有酸不收敛湿邪、温不燥烈伤阴之优点，临床用于治疗痹证之酸重拘挛麻木，脚气肿痛，吐泻转筋，消化不良。

[85-87]

【答案】85. B、86. C、87. A

【解析】本组题考查中成药。葛根芩连片的功能是解肌，清热，止泻；香连片的功能是清热燥湿，行气止痛；固本益肠片的功能是健脾温肾，涩肠止泻。

[88-90]

【答案】88. D、89. C、90. E

【解析】本组题考查中成药。七制香附丸的功能是舒肝理气，养血调经；乌鸡白凤丸的功能是补气养血，调经止带；八珍益母丸的功能是益气养血，活血调经。

[91-93]

【答案】91. D、92. C、93. B

【解析】本组题考查中成药。养阴清肺膏善治燥咳无痰；蛇胆川贝胶囊善治肺热咳嗽；通宣理肺片善治风寒咳嗽。

[94~96]

【答案】94. B、95. C、96. A

【解析】本组题考查中成药。当归龙荟丸的功能为泻火通便;麻仁丸的功能为润肠通便;舟车丸的功能为行气逐水。

[97~100]

【答案】97. A、98. B、99. C、100. D

【解析】本组题考查主治。内消瘰疬丸用于治疗痰湿凝滞所致的瘰疬;小金丸用于治疗痰气凝滞所致的瘰疬;阳和解凝膏用于治疗痰瘀互结所致的阴疽;乳癖消胶囊用于治疗痰热互结所致的乳癖。

三、综合分析选择题(共10题,每题1分。题干分为若干组,每组题目基于同一个临床情景、病例、实例或者案例的背景信息逐题展开。每题的备选项中,只有一个最佳答案。)

[101~102]

101.【答案】C

【解析】本题考查麻黄与石膏配伍。麻黄善于宣肺平喘,发汗解表;石膏善于清热泻火,除烦解肌。二者合用,清肺平喘兼透表热,善治肺热咳喘证。

102.【答案】E

【解析】本题考查石膏的主治病证。主治:

(1)气分高热证。

(2)肺热咳喘证。

(3)胃火上炎证,症见头痛、牙龈肿痛、口舌生疮。

(4)疮疡不敛,湿疹。

(5)外伤出血,水火烫伤。

[103~105]

103.【答案】C

【解析】本题考查干姜与附子配伍。附子善于回阳救逆,温助脾阳;干姜重在温中,兼能回阳。二者合用,增强回阳救逆及温中的功效,临床治疗亡阳证、中焦寒证。例如四逆汤、附子理中丸。

104.【答案】E

【解析】本题考查附子发挥的主要功效。针对患者症状,附子发挥的主要功效是回阳救逆。

105.【答案】C

【解析】本题考查附子的正确用法。入汤剂,3~15g,先煎30~60分钟,口尝至无麻舌感。

[106~107]

106.【答案】D

【解析】本题考查香附。经前乳房胀痛,经期小腹坠胀,性情急躁说明肝气郁结,基于患者病症,香附发挥的功效是疏肝理气,调经止痛。

107.【答案】C

【解析】本题考查炮制方法。为增强香附止痛功效,宜选择的炮制方法是醋炙。

[108~110]

108. 【答案】D

【解析】本题考查血府逐瘀口服液,功能是活血化瘀,行气止痛。

109. 【答案】E

【解析】本题考查血府逐瘀口服液。

药物组成:炒桃仁、红花、地黄、川芎、赤芍、当归、牛膝、柴胡、桔梗、麸炒枳壳、甘草。

功能:活血祛瘀,行气止痛。

主治:气滞血瘀所致的胸痹、头痛日久、痛如针刺而有定处、内热烦闷、心悸失眠、急躁易怒。

方解:炒桃仁、红花为君药;地黄、川芎、赤芍、当归、牛膝为臣药;柴胡、桔梗、麸炒枳壳为佐药;甘草为使药。

110. 【答案】D

【解析】本题考查注意事项。孕妇忌用。气虚血瘀者慎用。服药期间,忌食生冷、油腻食物。治疗期间,若心痛持续发作,宜加用硝酸酯类药。如出现剧烈心绞痛、心肌梗死,应及时救治。

四、多项选择题(共 10 题,每题 1 分。每题的备选项中有 2 个或 2 个以上正确答案。少选、错选、多选均不得分。)

111. 【答案】ABC

【解析】本题考查合欢皮的主治病证。合欢皮解郁安神,活血消肿。主治忿怒忧郁,烦躁不眠;跌打骨折,疮痈,肺痈。

112. 【答案】BCDE

【解析】本题考查女贞子的功效,滋肾补肝,清虚热,明目,乌发。

主治:

(1)肝肾阴虚之头晕目眩、腰膝酸软、须发早白。

(2)阴虚发热。

(3)肝肾虚亏之目暗不明,视力减退。

113. 【答案】ADE

【解析】本题考查功效,能疏肝理气,和中,化痰的药有佛手、香橼、梅花。白果敛肺平喘,止带缩尿。紫菀润肺下气,化痰止咳。

114. 【答案】ABCDE

【解析】本题考查枳实的主治病证,以上各选项均是。

115. 【答案】ACD

【解析】本题考查僵蚕的功效,息风止痉,祛风止痛,化痰散结。

116. 【答案】AC

【解析】本题考查润肺止咳药。能润肺止咳的药有百部、紫菀、瓜蒌、川贝、款冬花。

117. 【答案】ACDE

【解析】本题考查石菖蒲。石菖蒲的主治病证有:

(1)痰湿蒙蔽心窍所致的神昏、癫痫、耳聋、耳鸣。

(2)心气不足所致的心悸失眠、健忘恍惚。

(3)湿浊中阻所致的脘腹痞胀、噤口痢。

118. 【答案】ABC

【解析】本题考查十滴水的使用注意事项。功能是健胃祛暑。主治中暑,症见头晕、恶心、腹痛、胃肠不适。注意事项为孕妇禁用,驾驶员及高空作业者慎用,忌食辛辣、油腻食物。

119.【答案】AC

【解析】本题考查药物组成。八珍颗粒的药物组成:熟地黄、白芍、川芎、当归、党参、茯苓、白术、甘草。十全大补丸的药物组成:熟地黄、白芍、川芎、当归、党参、茯苓、白术、甘草、黄芪、肉桂。

120.【答案】BCD

【解析】本题考查三金片的功能,清热解毒,利湿通淋,益肾。

中药学专业知识(二)试卷(3)答案与解析

一、最佳选择题(共40题,每题1分。每题的备选项中,只有1个最符合题意。)

1.【答案】B

【解析】本题考查生地黄和玄参的功效。生地黄和玄参除均能清热凉血外,又能养阴。

2.【答案】A

【解析】本题考查清热药。在备选答案中,黄柏、牡丹皮、地骨皮均能治阴虚内热,骨蒸潮热,但均不治肠燥便秘;紫草性滑利,有滑肠之功,可用于治肠燥便秘证,但不用于治阴虚内热,骨蒸潮热;只有生地黄常用于治所列诸证。

3.【答案】E

【解析】本题考查解表药。能够解鱼蟹毒的药物只有生姜、紫苏两味药。

4.【答案】D

【解析】本题考查苦参。苦参的功效是清热燥湿,杀虫止痒,利尿。

5.【答案】D

【解析】本题考查细辛。细辛具有温散肺寒、化痰消饮之功,为治疗寒饮伏肺之要药。

6.【答案】B

【解析】本题考查栀子,生用走气分而泻火,炒黑入血分而止血。

7.【答案】C

【解析】本题考查天花粉,天花粉不具有的功效是凉血利尿。

8.【答案】D

【解析】本题考查治疗头痛的要药。白芷善治阳明头痛,羌活善治太阳头痛,细辛善治少阴头痛,吴茱萸善治厥阴头痛,葛根善治项背强痛。

9.【答案】D

【解析】本题考查木香。5个备选答案中的药物都可用于治疗脾胃气滞,脘腹胀痛,惟木香辛行苦降,善行大肠之滞气而治泻痢里急后重。

10.【答案】E

【解析】本题考查陈皮、木香共有的功效。陈皮的功效是理气健脾,燥湿化痰;木香的功效是行气止痛,健脾消食。

11.【答案】B

【解析】本题考查肉桂,纯阳温散,长于引火归元。

12.【答案】D

【解析】本题考查荔枝核。荔枝核除行气散结外,又能祛寒止痛。

13.【答案】E

【解析】本题考查山楂。山楂的主治病证:
(1)食滞不化,肉积不消,泻痢腹痛。
(2)瘀血痛经、经闭,产后瘀阻腹痛,胸痹心痛。

(3)疝气偏坠胀痛。

14.【答案】D
【解析】本题考查侧柏叶,既凉血止血,又祛痰止咳。

15.【答案】D
【解析】本题考查莪术,除破血行气外,又能消积止痛。

16.【答案】A
【解析】本题考查白前。白前的功效是降气祛痰。

17.【答案】B
【解析】本题考查朱砂。朱砂配磁石的功效是重镇安神。

18.【答案】E
【解析】本题考查石决明。石决明的功效是平肝潜阳。

19.【答案】A
【解析】本题考查冰片,成人内服冰片的一日常用量是 0.15~0.3g。

20.【答案】E
【解析】本题考查核桃仁,功效是补肾,温肺,润肠。

21.【答案】B
【解析】本题考查桂枝合剂。桂枝合剂主治感冒风寒表虚证,症见头痛发热、汗出恶风、鼻塞干呕。
表实感冒颗粒主治感冒风寒表实证,症见恶寒重、发热轻、无汗、头项强痛、鼻流清涕、咳嗽、痰白稀。
感冒清热颗粒主治风寒感冒,头痛发热,恶寒身痛,鼻流清涕,咳嗽,咽干。
正柴胡饮颗粒主治外感风寒所致的感冒,症见发热恶寒、无汗、头痛、鼻塞、喷嚏、咽痒咳嗽、四肢酸痛;流感初起、轻度上呼吸道感染见上述证候者。

22.【答案】D
【解析】本题考查葛根芩连丸,主治湿热蕴结所致的泄泻腹痛、便黄而黏、肛门灼热。
六合定中丸主治夏伤暑湿,宿食停滞,寒热头痛,胸闷恶心,吐泻腹痛。
十滴水主治中暑,症见头晕、恶心、腹痛、胃肠不适。
清暑益气丸主治中暑受热,气津两伤。
防风通圣丸主治外寒内热,表里俱实。

23.【答案】E
【解析】本题考查二陈丸。二陈丸的药物组成为半夏(制)、陈皮、茯苓、甘草。功能为燥湿化痰,理气和胃。主治痰湿停滞导致的咳嗽痰多、胸脘胀闷、恶心呕吐。

24.【答案】A
【解析】本题考查养阴清肺膏。养阴清肺膏主治阴虚燥咳,咽喉干痛,干咳少痰,或痰中带血。二母宁嗽丸主治燥热蕴肺所致的咳嗽,症见痰黄而黏不易咳出、胸闷气促、久咳不止、声哑喉痛。蜜炼川贝枇杷膏主治肺燥咳嗽,痰黄而黏,胸闷,咽喉疼痛或痒,声音嘶哑。小青龙胶囊主治风寒水饮,恶寒发热、无汗、喘咳痰稀。桂龙咳喘宁胶囊主治外感风寒,痰湿内阻引起的咳嗽、气喘、痰涎壅盛;急慢性支气管炎见上述证候者。

25.【答案】A

【解析】本题考查玉屏风胶囊。玉屏风胶囊具有益气,固表,止汗之功。主治表虚不固所致的自汗,症见自汗恶风、面色㿠白,或体虚易感风邪者。

四神丸主治肾阳不足所致的泄泻,症见肠鸣腹胀、五更泄泻、食少不化、久泻不止、面黄肢冷。

缩泉丸主治肾虚所致的小便频数、夜间遗尿。

金锁固精丸主治肾虚不固所致的遗精滑泄、神疲乏力、四肢酸软、腰酸耳鸣。

固本益肠片主治脾肾阳虚所致的泄泻,症见腹痛绵绵、大便清稀或有黏液及黏液血便、食少腹胀、腰酸乏力、形寒肢冷、舌淡苔白、脉虚;慢性肠炎见上述证候者。

26.【答案】D
【解析】本题考查香砂六君丸,主治脾虚气滞,消化不良,嗳气食少,脘腹胀满,大便溏泄。

补中益气丸主治脾胃虚弱、中气下陷所致的泄泻、脱肛,症见体倦乏力、食少腹胀、便溏久泻、肛门下坠或脱肛、子宫脱垂。

参苓白术散主治脾胃虚弱,食少便溏,气短咳嗽,肢倦乏力。

六君子丸主治脾胃虚弱,食量不多,气虚痰多,腹胀便溏。

启脾丸主治脾胃虚弱,消化不良,腹胀便溏。

27.【答案】A
【解析】本题考查六味地黄丸的药物组成,熟地黄、酒萸肉、山药、泽泻、茯苓、牡丹皮。

28.【答案】E
【解析】本题考查解郁安神颗粒,功能是疏肝解郁,安神定志。主治情志不畅、肝郁气滞所致的失眠、心烦、焦虑、健忘;神经官能症、更年期综合征见上述证候者。

29.【答案】C
【解析】本题考查左金丸的药物组成,黄连、吴茱萸。

30.【答案】E
【解析】本题考查元胡止痛片,功能是理气,活血,止痛。主治气滞血瘀所致的胃痛、胁痛、头痛及痛经。

血府逐瘀口服液,功能活血祛瘀,行气止痛。主治气滞血瘀所致的胸痹、头痛日久、痛如针刺而有定处、内热烦闷、心悸失眠、急躁易怒。

复方丹参片,功能活血化瘀,理气止痛。主治气滞血瘀所致的胸痹,症见胸闷、心前区刺痛;冠心病心绞痛见上述证候者。

消栓通络胶囊,功能活血化瘀,温经通络。主治瘀血阻络所致的中风,症见神情呆滞、言语謇涩、手足发凉、肢体疼痛;缺血性中风及高脂血症见上述证候者。

逐瘀通脉胶囊,功能破血逐瘀,通经活络。主治血瘀所致的眩晕,症见头晕、头痛、耳鸣、舌质黯红、脉沉涩;高血压、脑梗塞、脑动脉硬化等病见上述证候者。

31.【答案】D
【解析】本题考查天麻钩藤颗粒,功能平肝息风,清热安神。主治肝阳上亢所致的头痛、眩晕、耳鸣、眼花、震颤、失眠。

川芎茶调散主治外感风邪所致的头痛,或有恶寒、发热、鼻塞。

芎菊上清丸主治外感风邪引起的恶风身热、偏正头痛、鼻流清涕、牙疼喉痛。

正天丸主治外感风邪、瘀血阻络、血虚失养、肝阳上亢引起的偏头痛、紧张性头痛、神经性头痛、颈椎病型头痛、经前头痛。

六味安消散主治脾胃不和、积滞内停所致的胃痛胀满、消化不良、便秘、痛经。

32. 【答案】E

【解析】本题考查香连丸,主治大肠湿热所致的痢疾,症见大便脓血、里急后重、发热腹痛;肠炎、细菌性痢疾见上述证候者。

茵栀黄口服液主治肝胆湿热所致的黄疸,症见面目悉黄、胸胁胀痛、恶心呕吐、小便黄赤;急、慢性肝炎见上述证候者。

茵陈五苓丸主治肝胆湿热、脾肺郁结所致的黄疸,症见身目发黄、脘腹胀满、小便不利。

消炎利胆片主治肝胆湿热所致的胁痛、口苦;急性胆囊炎、胆管炎见上述证候者。

五苓散主治阳不化气,水湿内停所致的水肿,症见小便不利、水肿腹胀、呕逆泄泻、渴不思饮。

33. 【答案】B

【解析】本题考查尪痹颗粒,主治肝肾不足、风湿痹阻所致的尪痹,症见肌肉、关节疼痛、局部肿大、僵硬畸形、屈伸不利、腰膝酸软、畏寒乏力;类风湿关节炎见上述证候者。

独活寄生合剂主治风寒湿闭阻、肝肾两亏、气血不足所致的痹病,症见腰膝冷痛、屈伸不利。

天麻丸主治风湿痹阻、肝肾不足所致的痹病,症见肢体拘挛、手足麻木、腰腿酸痛。

仙灵骨葆胶囊主治肝肾不足,瘀血阻络所致的骨质疏松症,症见腰脊疼痛、足膝酸软、乏力。

壮腰健肾丸主治肾亏腰痛,风湿骨痛,症见膝软无力、小便频数。

34. 【答案】C

【解析】本题考查京万红软膏,功能是活血解毒,消肿止痛,祛腐生肌。主治轻度水、火烫伤,疮疡肿痛,创面溃烂。

35. 【答案】D

【解析】本题考查少腹逐瘀丸,主治寒凝血瘀所致的月经后期、痛经、产后腹痛,症见行经后错、经行小腹冷痛、经血紫黯、有血块、产后小腹疼痛喜热、拒按。

安坤颗粒主治阴虚血热所致的月经先期、月经量多、经期延长,症见月经期提前、经量较多、行经天数延长、经色红质稀、腰膝酸软、五心烦热;放节育环后出血见上述证候者。

八珍益母丸主治气血两虚兼有血瘀所致的月经不调,症见月经周期错后、行经量少、淋漓不净、精神不振、肢体乏力。

乌鸡白凤丸主治气血两虚,身体瘦弱,腰膝酸软,月经不调,崩漏带下。

固经丸主治阴虚血热所致的月经先期,症见经血量多、色紫黑,以及赤白带下。

36. 【答案】E

【解析】本题考查花红颗粒,功能清热解毒,燥湿止带,祛瘀止痛。

千金止带丸,功能健脾补肾,调经止带。

白带丸,功能清热,除湿,止带。

妇科千金片,功能清热除湿,益气化瘀。

妇炎平胶囊,功能清热解毒,燥湿止带,杀虫止痒。

37. 【答案】E

【解析】本题考查小儿化毒散,功能清热解毒,活血消肿。

解肌宁嗽丸,功能解表宣肺,止咳化痰。

儿感清口服液,功能解表清热,宣肺化痰。

小儿热速清口服液,功能清热解毒,泻火利咽。

小儿咽扁颗粒,功能清热利咽,解毒止痛。

38.【答案】E

【解析】本题考查肥儿丸,功能健胃消积,驱虫。

小儿化食丸,功能消食化滞,泻火通便。

小儿消食片,功能消食化滞,健脾和胃。

一捻金,功能消食导滞,祛痰通便。

健脾消食丸,功能健脾,和胃,消食,化滞。

39.【答案】D

【解析】本题考查黄连羊肝丸,主治肝火旺盛所致的目赤肿痛,视物昏暗,羞明流泪,胬肉攀睛。

八宝眼药散,功能消肿止痛,退翳明目。主治肝胃火盛所致的目赤肿痛、眼缘溃烂、畏光怕风、眼角涩痒。

明目地黄丸,功能滋肾,养肝,明目。主治肝肾阴虚所致的目涩畏光、视物模糊、迎风流泪。

明目蒺藜丸主治上焦火盛引起的暴发火眼(红眼病)、云蒙障翳、羞明多眵、眼边赤烂、红肿痛痒、迎风流泪。

明目上清片主治外感风热所致的暴发火眼、红肿作痛、头晕目眩、眼边刺痒、大便燥结、小便赤黄。

40.【答案】D

【解析】本题考查六神丸,主治烂喉丹痧,咽喉肿痛,喉风喉痈,单双乳蛾,小儿热疖,痈疡疔疮,乳痈发背,无名肿毒。

冰硼散主治热毒蕴结所致的咽喉疼痛、牙龈肿痛、口舌生疮。

桂林西瓜霜主治风热上攻、肺胃热盛所致的乳蛾、喉痹、口糜。

复方鱼腥草片主治外感风热所致的急喉痹、急乳蛾。

玄麦甘桔含片的药物组成为玄参、麦冬、桔梗、甘草。主治阴虚火旺,虚火上浮,口鼻干燥,咽喉肿痛。

二、配伍选择题(共60题,每题1分。备选答案在前,试题在后。每组题均对应同一组备选答案,每题只有一个正确答案。每个备选答案可重复选用,也可不选用。)

[41-42]

【答案】41. B、42. C

【解析】桂枝的功效是发汗解肌,温通经脉,助阳化气。荆芥的功效是祛风解表,透疹消疮,止血。

[43-44]

【答案】43. B、44. D

【解析】薄荷气味芳香,入汤剂不宜久煎,以免有效成分挥发而降低疗效。辛夷为木兰科植物望春花、玉兰或武当玉兰的干燥花蕾,药材表面有绒毛,易刺激咽喉,故入汤剂宜用纱布包煎。

[45-46]

【答案】45. A、46. C

【解析】鱼腥草的功效是清热解毒,消痈排脓,以清解肺热见长,故为治肺痈之要药。蒲公英为清热解毒、消痈散结之佳品,主治内外热毒疮痈诸证,兼能疏郁通乳,故为治疗乳痈之要药。

[47～48]

【答案】47. B、48. A

【解析】本组题考查功效。性寒,既泻下逐水,又去积杀虫的药是牵牛子;性温,既泻水逐饮,又杀虫疗疮的药是芫花。

[49～50]

【答案】49. C、50. C

【解析】本组题考查功效。臭梧桐、豨莶草除祛风湿,通经络外,又能降血压。

[51～52]

【答案】51. A、52. D

【解析】本组题考查功效。外用能清热收敛的药是滑石;内服能清肝明目的药是车前子。

[53～54]

【答案】53. B、54. E

【解析】本组题考查功效。附子的功效是补火助阳;干姜的功效是温肺化饮。

[55～58]

【答案】55. C、56. A、57. D、58. B

【解析】本组题考查功效。既行气导滞,又通阳散结的药是薤白;既破气消积,又化痰除痞的药是枳实;既疏肝破气,又消积化滞的药是青皮;既疏肝理气,又和中化痰的药是佛手。

[59～61]

【答案】59. C、60. E、61. A

【解析】本组题考查功效。艾叶除温经止血外,又能散寒止痛;槐花除凉血止血外,又能清肝泻火;苎麻根除凉血止血外,又能清热安胎。

[62～65]

【答案】62. B、63. E、64. C、65. D

【解析】本组题考查功效。川芎除活血行气外,又能祛风止痛;丹参除祛瘀止痛外,又能清心除烦;牛膝除活血通经外,又能利尿通淋;桃仁除活血祛瘀外,又能止咳平喘。

[66～69]

【答案】66. B、67. A、68. E、69. D

【解析】本组题考查功效。海藻的功效是消痰软坚;竹沥的功效是清热滑痰;桑白皮的功效是泻肺平喘;白果的功效是敛肺平喘。

[70～72]

【答案】70. E、71. D、72. B

【解析】本组题考查功效。既平肝清热,又降压利水的药是罗布麻叶;既平肝潜阳,又清肝明目的药是珍珠母;既平肝疏肝,又祛风明目的药是蒺藜。

[73～74]

【答案】73. C、74. D

【解析】苦楝皮具有疗癣的功效,可用于治疗疥癣、湿疮。榧子具有润肺止咳的功效,可用于治疗肺燥咳嗽。

[75-76]

【答案】75. A、76. E

【解析】本组题考查中药功效。既补血,又活血的药是当归;既补血,又滋阴的药是熟地黄。

[77-78]

【答案】77. C、78. D

【解析】本组题考查中药功效。外用治外伤出血的药是赤石脂;内服治虚汗不止的药是山茱萸。

[79-80]

【答案】79. C、80. E

【解析】本组题考查中药功效。能破血逐瘀,通经的药是水蛭;能化瘀止血,解蛇虫毒的药是五灵脂。

[81-82]

【答案】81. B、82. D

【解析】本组题考查中药功效。性平,能宣肺祛痰的药是桔梗;性微温,能降气祛痰的药是白前。

[83-85]

【答案】83. A、84. C、85. E

【解析】本组题考查中成药。症见心烦不寐,小便短赤,可选用朱砂安神丸;症见不寐多梦,急躁易怒,可选用龙胆泻肝汤;症见心烦不寐,腰酸耳鸣,可选用六味地黄丸。

[86-87]

【答案】86. B、87. D

【解析】本组题考查中成药。荆防颗粒除散风祛湿外,又能发汗解表;桑菊感冒片除疏风清热外,又能宣肺止咳。

[88-89]

【答案】88. B、89. D

【解析】本组题考查中成药。六合定中丸的功效是祛暑除湿,和胃消食;藿香正气水的功效是解表化湿,理气和中。

[90-92]

【答案】90. C、91. A、92. D

【解析】本组题考查中成药。香连丸的功能是清热化湿,行气止痛;板蓝根颗粒的功能是清热解毒,凉血利咽;牛黄上清丸的功能是清热泻火,散风止痛。

[93-94]

【答案】93. B、94. A

【解析】本组题考查中成药的主治。

清肺抑火丸主治痰热阻肺所致的咳嗽。

杏苏止咳颗粒主治风寒感冒咳嗽、气逆。

川贝止咳露主治风热咳嗽,痰多上气或燥咳。

二母宁嗽丸主治燥热蕴肺所致的咳嗽。

苏子降气丸主治上盛下虚、气逆痰壅所致的咳嗽喘息。

[95-96]

【答案】95. E、96. D

【解析】本组题考查中成药。生脉饮的功能是益气复脉；当归补血口服液的功能是补气养血。

[97-98]

【答案】97. D、98. C

【解析】本组题考查中成药。五苓散除温阳化气外，又能利湿行水；排石颗粒除通淋排石外，又能清热利水。

[99-100]

【答案】99. B、100. D

【解析】本组题考查中成药。安坤颗粒除滋阴清热外，又能养血调经；更年安片除滋阴清热外，又能除烦安神。

三、综合分析选择题（共10题，每题1分。题干分为若干组，每组题目基于同一个临床情景、病例、实例或者案例的背景信息逐题展开。每题的备选项中，只有一个最佳答案。）

[101-103]

101.【答案】C

【解析】广藿香具有化湿，止呕，发表解暑之功。

102.【答案】A

【解析】广藿香配佩兰：广藿香具有化湿和中、解暑止呕、发表之功；佩兰性平，善于化湿解暑。二者合用，可增强化湿和中、解暑、发表的作用。善治湿浊中阻证，无论兼寒兼热或有无表证均可。

103.【答案】E

【解析】广藿香具有化湿，止呕，发表解暑之功。主治：(1)湿阻中焦证。(2)阴寒闭暑，暑湿证，湿温初起。(3)呕吐，尤宜湿浊中阻者。

[104-105]

104.【答案】E

【解析】本题考查大黄配芒硝的功效，泻下攻积，软坚清热。

105.【答案】E

【解析】本题考查大黄通便的合理使用方法，开水泡服或后下。

[106-107]

106.【答案】E

【解析】本题考查三七的功效，化瘀止血，活血定痛。三七苦泄温通，甘能补虚，行止兼补。既能化瘀而止血，又能活血而止痛，还兼能补虚而强身健体。具有止血不留瘀、化瘀不伤正之长，为治疗出血、瘀血之良药，兼体虚者更佳。

107.【答案】D

【解析】本题考查三七的主治。(1)咳血、吐血、衄血、便血、崩漏、外伤出血。(2)跌打损伤，瘀滞肿痛。(3)胸腹刺痛。

[108-110]

108.【答案】E

【解析】本题考查银翘解毒片的主治病证。银翘解毒片主治风热感冒证，症见发热、头痛、咳嗽、口干、咽喉疼痛。

109. 【答案】A

【解析】本题考查银翘解毒片的功能,疏风解表,清热解毒。

110. 【答案】A

【解析】本题考查银翘解毒片的君药,连翘、金银花。

四、多项选择题(共 10 题,每题 1 分。每题的备选项中有 2 个或 2 个以上正确答案。少选、错选、多选均不得分。)

111. 【答案】ABCE

【解析】备选答案中,木香健脾消食,陈皮理气健脾,佛手理气和中,香附理气调中,均符合题干的功能要求;青皮疏肝破气,消积化滞,入胃经以治食积气滞、脘腹胀痛为功,并无健脾调中作用。

112. 【答案】ABCDE

【解析】所列药物均能凉血止血,治疗血热出血之证。

113. 【答案】CDE

【解析】没药能活血止痛,消肿生肌;延胡索能活血,行气,止痛;三棱、莪术能破血行气,消积止痛;刘寄奴能散瘀止痛,疗伤止血,破血通经,消食化积。故三棱、莪术和刘寄奴均能用于食积脘腹胀痛。

114. 【答案】BCDE

【解析】本题考查中药的功效。具有截疟作用的中药是青蒿、生首乌、常山、鸦胆子。

115. 【答案】ABD

【解析】本题考查中药的功效。能补肝肾,安胎的药物是杜仲、续断、菟丝子、桑寄生。

116. 【答案】ABCD

【解析】本题考查黄芩、黄连、黄柏的功效。均具备的功效有清热、燥湿、泻火、解毒。

117. 【答案】AB

【解析】本题考查番泻叶的功效,泻热通便,消积健胃。

118. 【答案】ABCDE

【解析】本题考查苏子降气丸,功能是降气化痰,温肾纳气。主治上盛下虚、气逆痰壅所致的咳嗽喘息、胸膈满闷。注意事项为阴虚、舌红无苔者忌服;外感痰热咳喘及孕妇慎用;服药期间,忌食生冷、油腻食物,忌烟酒。

119. 【答案】ABCDE

【解析】本题考查解郁安神颗粒,功能是疏肝解郁,安神定志。主治情志不畅、肝郁气滞所致的失眠、心烦、焦虑、健忘;神经官能症、更年期综合征见上述证候者。注意事项为睡前不宜饮用咖啡、浓茶等兴奋性饮品;须保持心情舒畅。

120. 【答案】ABDE

【解析】本题考查香连丸,药物组成为萸黄连、木香。功能清热化湿,行气止痛。主治大肠湿热所致的痢疾,症见大便脓血、里急后重、发热腹痛;肠炎、细菌性痢疾见上述证候者。寒湿及虚寒下痢者慎用。

中药学专业知识(二)试卷(4)答案与解析

一、最佳选择题(共40题,每题1分。每题的备选项中,只有1个最符合题意。)

1. 【答案】A
   【解析】本题考查药物归经。治失眠、多梦、神志不清、癫狂等证,选用归心经的药物。

2. 【答案】C
   【解析】本题考查牛黄。牛黄的功效是清热解毒,息风止痉,化痰开窍。主治:
   (1)热毒疮肿,咽喉肿烂,口舌生疮,瘰疬。
   (2)温病之高热动风,小儿急惊风之抽搐,痰热之癫痫。
   (3)温病热入心包之神昏谵语,中风之痰热神昏。

3. 【答案】E
   【解析】本题考查木通的功效,利水通淋,下乳。

4. 【答案】E
   【解析】本题考查葛根和升麻。葛根和升麻除均能解表透疹外,又能升阳。

5. 【答案】B
   【解析】本题考查牡丹皮的功效,清热凉血,活血化瘀,退虚热。

6. 【答案】B
   【解析】本题考查竹叶的功效,清热除烦,生津,利尿。

7. 【答案】E
   【解析】本题考查千金子的功效,泻水逐饮,破血消癥。

8. 【答案】A
   【解析】本题考查石膏的性味,辛、甘、大寒。

9. 【答案】B
   【解析】本题考查夏枯草,善治肝阳眩晕、目珠夜痛及瘰疬瘿瘤。

10. 【答案】E
    【解析】本题考查秦皮的功效,清热解毒,燥湿止带,清肝明目。

11. 【答案】B
    【解析】本题考查景天三七的功效,化瘀止血,宁心安神。

12. 【答案】C
    【解析】本题考查西红花的用量,1~3g。

13. 【答案】B
    【解析】本题考查天南星的功效,燥湿化痰,祛风止痉。

14. 【答案】B
    【解析】本题考查龙骨的功效,镇惊安神,平肝潜阳,收湿敛疮。

15. 【答案】D
    【解析】本题考查川芎,被誉为"血中之气药"。

16. 【答案】E

【解析】本题考查白芥子,祛除皮里膜外及经络之寒痰。

17. 【答案】C

【解析】本题考查刺蒺藜的功效,平肝疏肝,祛风明目,散风止痒。

18. 【答案】B

【解析】本题考查莲子肉的功效,补脾止泻,益肾固精,止带,养心安神。

19. 【答案】C

【解析】本题考查雄黄的功效,解毒杀虫,燥湿祛痰,截疟定惊。

20. 【答案】A

【解析】本题考查斑蝥的功效,攻毒蚀疮,破血逐瘀,散结消癥。

21. 【答案】D

【解析】本题考查午时茶颗粒,功能祛风解表,化湿和中。主治外感风寒、内伤食积证。

维C银翘片具有疏风解表,清热解毒之功效。主治外感风热所致的流行性感冒。

感特灵胶囊,功能清热解毒,清肺止咳。用于感冒初期。

小柴胡颗粒为和解剂,具有解表散热,疏肝和胃之功效。主治外感病邪犯少阳证。

参苏丸,功能益气解表,疏风散寒,祛痰止咳。用于身体虚弱,感受风寒所致的感冒。

22. 【答案】A

【解析】本题考查导赤丸。导赤丸主治火热内盛所致的口舌生疮、咽喉疼痛、心胸烦热、小便短赤、大便秘结。

新雪颗粒主治外感热病,热毒壅盛证,症见高热、烦躁;扁桃体炎、上呼吸道感染、气管炎、感冒见上述证候者。

芩连片主治脏腑蕴热,头痛目赤、口鼻生疮、热痢腹痛、湿热带下、疮疖肿痛。

板蓝根颗粒主治肺胃热盛所致的咽喉肿痛、口咽干燥、腮部肿胀;急性扁桃体炎、腮腺炎见上述证候者。

清热解毒口服液主治热毒壅盛所致的发热面赤、烦躁口渴、咽喉肿痛;流感、上呼吸道感染见上述证候者。

23. 【答案】C

【解析】本题考查礞石滚痰丸。礞石滚痰丸主治痰火扰心所致的癫狂惊悸,喘咳痰稠,大便秘结。

二陈丸主治痰湿停滞导致的咳嗽痰多、胸脘胀闷、恶心呕吐。

橘贝半夏颗粒主治痰气阻肺,咳嗽痰多、胸闷气急。

清气化痰丸主治痰热阻肺所致的咳嗽痰多、痰黄黏稠、胸腹满闷。

复方鲜竹沥液主治痰热咳嗽,痰黄黏稠。

24. 【答案】B

【解析】本题考查苏子降气丸。苏子降气丸主治上盛下虚、气逆痰壅所致的咳嗽喘息、胸膈满闷。

人参保肺丸主治肺气亏虚,肺失宣降所致的虚劳久嗽、气短喘促。

七味都气丸主治肾不纳气所致的喘促、胸闷、久咳、气短、咽干、遗精、盗汗、小便频数。

固本咳喘片主治脾虚痰盛、肾气不固所致的咳嗽、痰多、喘息气促、动则咳剧;慢性支气管炎、肺气肿、支气管哮喘见上述证候者。

蛤蚧定喘丸主治肺肾两虚、阴虚肺热所致的虚劳久咳、年老哮喘、气短烦热、胸满郁闷、自汗盗汗。

25.【答案】D
【解析】本题考查四神丸。四神丸主治肾阳不足所致的泄泻,症见肠鸣腹胀、五更泄泻、食少不化、久泻不止、面黄肢冷。

玉屏风胶囊主治表虚不固所致的自汗。

缩泉丸主治肾虚所致的小便频数、夜间遗尿。

金锁固精丸主治肾虚不固所致的遗精滑泄、神疲乏力、四肢酸软、腰酸耳鸣。

固本益肠片主治脾肾阳虚所致的泄泻,症见腹痛绵绵、大便清稀或有黏液及黏液血便、食少腹胀、腰酸乏力、形寒肢冷、舌淡苔白、脉虚;慢性肠炎见上述证候者。

26.【答案】B
【解析】本题考查六君子丸的功能,补脾益气,燥湿化痰。

补中益气丸,功能补中益气,升阳举陷。

参苓白术散,功能补脾胃,益肺气。

香砂六君丸,功能益气健脾,和胃。

启脾丸,功能健脾和胃。

27.【答案】C
【解析】本题考查四物合剂,药物组成为熟地黄、当归、白芍、川芎。

28.【答案】A
【解析】本题考查安神剂。

朱砂安神丸,功能清心养血,镇惊安神。主治心火亢盛、阴血不足证,症见心神烦乱、失眠多梦、心悸不宁、舌尖红、脉细数。

柏子养心丸,功能补气,养血,安神。主治心气虚寒,心悸易惊,失眠多梦,健忘。

养血安神丸,功能滋阴养血,宁心安神。主治阴虚血少所致的头眩心悸、失眠健忘。

枣仁安神液,功能养血安神。主治心血不足所致的失眠、健忘、心烦、头晕。

解郁安神颗粒,功能疏肝解郁,安神定志。主治情志不畅、肝郁气滞所致的失眠、心烦、焦虑、健忘;神经官能症、更年期综合征见上述证候者。

29.【答案】E
【解析】本题考查越鞠丸的君药,药物组成为醋香附、川芎、炒栀子、苍术(炒)、六神曲(炒)。醋香附辛香行散,微苦略降,微甘能和,性平不偏,善疏肝理气、解郁止痛,以治气郁,故为君药。

30.【答案】C
【解析】本题考查冠心苏合滴丸,主治寒凝气滞、心脉不通所致的胸痹,症见胸闷、心前区疼痛;冠心病心绞痛见上述证候者。

元胡止痛片主治气滞血瘀所致的胃痛、胁痛、头痛及痛经。

血府逐瘀口服液主治气滞血瘀所致的胸痹、头痛日久、痛如针刺而有定处、内热烦闷、心悸失眠、急躁易怒。

复方丹参片主治气滞血瘀所致的胸痹,症见胸闷、心前区刺痛;冠心病心绞痛见上述证候者。

消栓通络胶囊主治瘀血阻络所致的中风,症见神情呆滞、言语謇涩、手足发凉、肢体疼痛;缺血性中风及高脂血症见上述证候者。

31. 【答案】D

【解析】本题考查脑立清丸,功能是平肝潜阳,醒脑安神。主治肝阳上亢所致的头晕目眩、耳鸣口苦、心烦难寐;高血压见上述证候者。

芎菊上清丸,功能清热解表,散风止痛。

正天丸,功能疏风活血,养血平肝,通络止痛。

天麻钩藤颗粒,功能平肝息风,清热安神。

松龄血脉康胶囊,功能平肝潜阳,镇心安神。

32. 【答案】B

【解析】本题考查香连丸。香连丸的药物组成为黄黄连、木香。功能清热化湿,行气止痛。

33. 【答案】D

【解析】本题考查仙灵骨葆胶囊,主治肝肾不足、瘀血阻络所致的骨质疏松症,症见腰脊疼痛、足膝酸软、乏力。

尪痹颗粒主治肝肾不足、风湿痹阻所致的尪痹,症见肌肉、关节疼痛、局部肿大、僵硬畸形、屈伸不利、腰膝酸软、畏寒乏力;类风湿关节炎见上述证候者。

独活寄生合剂主治风寒湿闭阻、肝肾两亏、气血不足所致的痹病,症见腰膝冷痛、屈伸不利。

天麻丸主治风湿痹阻、肝肾不足所致的痹病,症见肢体拘挛、手足麻木、腰腿酸痛。

壮腰健肾丸主治肾亏腰痛,风湿骨痛,症见膝软无力、小便频数。

34. 【答案】C

【解析】本题考查阳和解凝膏,功能温阳化湿,消肿散结。

内消瘰疬丸,功能化痰,软坚,散结。

小金丸,功能散结消肿,化瘀止痛。

乳癖消胶囊,功能软坚散结,活血消痈,清热解毒。

地榆槐角丸,功能疏风凉血,泻热润燥。

35. 【答案】D

【解析】本题考查少腹逐瘀丸,功能温经活血,散寒止痛。

安坤颗粒,功能滋阴清热,养血调经。

八珍益母丸,功能益气养血,活血调经。

乌鸡白凤丸,功能补气养血,调经止带。

固经丸,功能滋阴清热,固经止带。

36. 【答案】A

【解析】本题考查小儿热速清口服液,功能清热解毒,泻火利咽。

儿感清口服液,功能解表清热,宣肺化痰。

解肌宁嗽丸,功能解表宣肺,止咳化痰。

小儿咽扁颗粒,功能清热利咽,解毒止痛。

小儿化毒散,功能清热解毒,活血消肿。

37. 【答案】E

【解析】本题考查小儿化毒散,功能清热解毒,活血消肿。

小儿咽扁颗粒,功能清热利咽,解毒止痛。
解肌宁嗽丸,功能解表宣肺,止咳化痰。
儿感清口服液,功能解表清热,宣肺化痰。
小儿热速清口服液,功能清热解毒,泻火利咽。

38.【答案】C
【解析】本题考查一捻金,功能消食导滞,祛痰通便。
肥儿丸,功能健胃消积,驱虫。
健脾消食丸,功能健脾和胃,消食化滞。
小儿化食丸,功能消食化滞,泻火通便。
小儿消食片,功能消食化滞,健脾和胃。

39.【答案】C
【解析】本题考查八宝眼药散,功能消肿止痛,退翳明目。主治肝胃火盛所致的目赤肿痛、眼缘溃烂、畏光怕风、眼角涩痒。
明目地黄丸,功能滋肾,养肝,明目。主治肝肾阴虚所致的目涩畏光、视物模糊、迎风流泪。
明目蒺藜丸主治上焦火盛引起的暴发火眼(红眼病)、云蒙障翳、羞明多眵、眼边赤烂、红肿痛痒、迎风流泪。
明目上清片主治外感风热所致的暴发火眼、红肿作痛、头晕目眩、眼边刺痒、大便燥结、小便赤黄。
黄连羊肝丸主治肝火旺盛所致的目赤肿痛,视物昏暗,羞明流泪,胬肉攀睛。

40.【答案】B
【解析】本题考查桂林西瓜霜,主治风热上攻、肺胃热盛所致的乳蛾、喉痹、口糜。
冰硼散主治热毒蕴结所致的咽喉疼痛、牙龈肿痛、口舌生疮。
复方鱼腥草片主治外感风热所致的急喉痹、急乳蛾。
六神丸主治烂喉丹痧,咽喉肿痛,喉风喉痈,单双乳蛾,小儿热疖,痈疡疔疮,乳痈发背,无名肿毒。
玄麦甘桔含片的药物组成为玄参、麦冬、桔梗、甘草。主治阴虚火旺,虚火上浮,口鼻干燥,咽喉肿痛。

二、配伍选择题(共60题,每题1分。备选答案在前,试题在后。每组题均对应同一组备选答案,每题只有一个正确答案。每个备选答案可重复选用,也可不选用。)

[41-42]
【答案】41.C、42.D
【解析】本组题考查中药的特点。善治少阴经头痛的是细辛;善治阳明经头痛的是白芷。

[43-44]
【答案】43.E、44.D
【解析】本组题考查中药的特点。"夏月麻黄"是指香薷;"风药润剂"是指防风。

[45-47]
【答案】45.D、46.E、47.B
【解析】本组题考查功效。薄荷除宣散风热外,又能疏肝;蝉蜕除疏散风热外,又能息风止痉;牛蒡子除宣肺利咽外,又能解毒透疹。

[48-50]

【答案】48. B、49. E、50. A

【解析】本组题考查功效。能清热养肝,明目退翳的药是密蒙花;能清肝明目,润肠通便的药是决明子;能清肝明目,散结消肿的药是夏枯草。

[51-54]

【答案】51. E、52. A、53. D、54. C

【解析】本组题考查功效。大血藤的功效是清热解毒,活血止痛;鱼腥草的功效是清热解毒,排脓消痈;白鲜皮的功效是清热解毒,祛风燥湿;白头翁的功效是清热解毒,凉血止痢。

[55-58]

【答案】55. D、56. A、57. C、58. E

【解析】本组题考查理气药。能破气消积,化痰除痞的中药是枳实;能调中,止痛的中药是木香;能行气,燥湿,发表的中药是橘红;能行气,燥湿,消食的中药是化橘红。

[59-60]

【答案】59. A、60. D

【解析】本组题考查功效。瞿麦除利尿通淋外,又能破血通经;灯心草除利尿通淋外,又能清心除烦。

[61-64]

【答案】61. D、62. C、63. E、64. A

【解析】本组题考查功效。能破气消积的中药是枳实;能温肾纳气的中药是沉香;能杀虫疗癣的中药是川楝子;能通阳散结的中药是薤白。

[65-68]

【答案】65. D、66. B、67. D、68. E

【解析】本组题考查功效。能固精止遗、化坚消石的中药是鸡内金;能清热解毒的中药是贯众;能杀虫疗癣的中药是苦楝皮。

[69-71]

【答案】69. E、70. B、71. D

【解析】本组题考查平肝息风药。既平肝潜阳,又清肝明目的中药是石决明;既息风平肝,又祛风通络的中药是天麻;既息风止痉,又解毒散结的中药是全蝎。

[72-74]

【答案】72. B、73. A、74. E

【解析】本组题考查补药。既补肾固精,又养肝明目的中药是沙苑子;既补中益气,又养血安神的中药是大枣;既滋阴润肺,又养胃生津的中药是玉竹。

[75-77]

【答案】75. A、76. C、77. E

【解析】本组题考查功效。能清心定惊的中药是天竺黄;能宣散风热的中药是前胡;能平肝镇惊的中药是礞石。

[78-81]

【答案】78. B、79. C、80. D、81. E

【解析】本组题考查功效。能平喘利尿的药是地龙;能攻毒散结的药是蜈蚣;能平肝潜阳的药是石决明;能凉血消斑的药是青黛。

[82-83]

【答案】82.C、83.D

【解析】本组题考查功效。能燥湿,止汗的中药是白术;能固精,止带的中药是山药。

[84-86]

【答案】84.A、85.C、86.E

【解析】本组题考查功效。能补肝肾,安胎的中药是杜仲;能补肺气,定喘嗽的中药是蛤蚧;能补肾阳,祛风湿的中药是巴戟天。

[87-90]

【答案】87.B、88.D、89.E、90.C

【解析】本组题考查功效。温肾补精,益气养血的中药是紫河车;制用补益精血,生用解毒、截疟的中药是何首乌;固精缩尿,止泻,摄唾的中药是益智仁;固精缩尿,止泻,安胎的中药是菟丝子。

[91-93]

【答案】91.B、92.D、93.A

【解析】本组题考查功效。补中益气丸既能补中益气,又能升阳举陷;香砂六君丸既能和胃,又能益气健脾;人参归脾丸既能益气补血,又能健脾宁心。

[94-96]

【答案】94.D、95.A、96.C

【解析】本组题考查主治。柏子养心丸主治心气虚寒,心悸易惊;天王补心丸主治心阴不足,心悸健忘;朱砂安神丸主治心火亢盛、阴血不足证。

[97-98]

【答案】97.C、98.A

【解析】本组题考查中成药。八宝眼药散的功能为消肿止痛;障眼明片的功能为补益肝肾。

[99-100]

【答案】99.A、100.E

【解析】本组题考查中成药。六神丸的功能是清热解毒,消肿利咽,化腐止痛;黄氏响声丸的功能是疏风清热,化痰散结,利咽开音。

三、综合分析选择题(共10题,每题1分。题干分为若干组,每组题目基于同一个临床情景、病例、实例或者案例的背景信息逐题展开。每题的备选项中,只有一个最佳答案。)

[101-103]

101.【答案】D

【解析】本题考查沉香的功效,行气止痛,温中止呕,温肾纳气。

102.【答案】E

【解析】本题考查沉香的正确用法,打碎后下或入丸散。

103.【答案】B

【解析】本题考查沉香的用量,入汤剂,每次1~5g,后下;研末,每次0.5~1.5g。

[104-106]

104.【答案】C

【解析】本题考查独活的功效,祛风湿,止痛,解表。

105. 【答案】B

【解析】本题考查独活的配伍。羌活善治上半身风寒湿痹;独活善治腰以下风寒湿痹。二者合用,增强祛风寒、除湿痹之力,治疗风湿痹痛无论上下皆可。

106. 【答案】E

【解析】本题考查独活的主治病证。(1)风寒湿痹,腰膝酸痛。(2)表证夹湿。(3)少阴头痛,皮肤湿痒。

[107–110]

107. 【答案】D

【解析】本题考查七味都气丸的主治病证,治疗肾不纳气所致的喘促、胸闷、久咳、气短、咽干、遗精、盗汗、小便频数。

苏子降气丸主治上盛下虚、气逆痰壅所致的咳嗽喘息、胸膈满闷。

固本咳喘片主治脾虚痰盛、肾气不固所致的咳嗽、痰多、喘息气促、动则喘剧。

蛤蚧定喘丸主治肺肾两虚、阴虚肺热所致的虚劳久咳、年老哮喘、气短烦热、胸满郁闷、自汗盗汗。

清肺抑火丸主治痰热壅肺所致的咳喘。

108. 【答案】A

【解析】本题考查七味都气丸的功能。七味都气丸,功能补肾纳气,涩精止遗。

苏子降气丸,功能降气化痰,温肾纳气。

固本咳喘片,功能益气固表,健脾补肾。

蛤蚧定喘丸,功能滋阴清肺,止咳平喘。

清肺抑火丸,功能清肺止咳,化痰通便。

109. 【答案】B

【解析】本题考查七味都气丸的药物组成,熟地黄、醋五味子、山茱萸（制）、山药、茯苓、泽泻、牡丹皮。

110. 【答案】C

【解析】本题考查七味都气丸的君药。方中熟地黄滋补肾阴,五味子补肾涩精止遗。二者配伍,共奏补肾纳气、涩精止遗之功,故共为君药。

四、多项选择题(共10题,每题1分。每题的备选项中有2个或2个以上正确答案。少选、错选、多选均不得分。)

111. 【答案】AB

【解析】本题考查配伍。生姜与半夏配伍体现了七情中的相杀、相畏。

112. 【答案】ABCDE

【解析】本题考查用法,以上药物入汤剂均不宜久煎。

113. 【答案】ABCDE

【解析】本题考查分类。清热药可分为清热泻火药、清热凉血药、清热燥湿药、清虚热药、清热解毒药。

114. 【答案】ACDE

【解析】本题考查大枣的主治病证。大枣补中益气,养血安神,缓和药性。

主治:(1)脾虚乏力,食少便溏。(2)血虚萎黄,血虚脏躁。(3)缓和药性。

115. 【答案】AC

【解析】本题考查功效。补肝肾安胎的中药有桑寄生、杜仲、续断、菟丝子。紫苏行气安胎；黄芩清热安胎；阿胶补血安胎；白术补脾气安胎。

116. 【答案】BCDE

【解析】本题考查辛凉解表剂。银翘解毒丸主治风热感冒；桑菊感冒片主治风热感冒初起；羚羊感冒胶囊主治流行性感冒属风热证；连花清瘟胶囊主治流行性感冒属热毒滞肺证；正柴胡饮颗粒主治外感风寒所致的感冒。

117. 【答案】ACE

【解析】本题考查双黄连口服液的药物组成,金银花、黄芩、连翘。

118. 【答案】ABDE

【解析】本题考查白芍。白芍的主治病证有：

(1)血虚萎黄,月经不调,痛经,崩漏。

(2)阴虚盗汗,表虚自汗。

(3)肝脾不和之胸胁脘腹疼痛,四肢拘急作痛。

(4)肝阳上亢之头痛眩晕。

119. 【答案】BCD

【解析】本题考查龟甲的功效,为滋阴潜阳,益肾健骨,养血补心,凉血止血。

120. 【答案】ABCDE

【解析】本题考查越鞠丸。

药物组成为醋香附、川芎、炒栀子、苍术（炒）、六神曲(炒)。

功能理气解郁,宽中除满。

主治瘀热痰湿内生所致的脾胃气郁,症见胸脘痞闷、腹中胀满、饮食停滞、嗳气吞酸。

方解：

(1)君药:醋香附辛香行散,微苦略降,微甘能和,性平不偏,善疏肝理气、解郁止痛,以治气郁,故为君药。

(2)臣药：

川芎辛香行散温通,善活血祛瘀、行气止痛,以治血郁；

炒栀子苦寒清利,善清热泄三焦之火,以治火郁；

炒苍术辛散苦燥,芳香温化,善燥湿、化湿而健脾,以治湿郁；

炒六神曲甘温,善消食行气导滞,以治食郁；

以上四味合用,共为臣药。

中药学专业知识(二)试卷(5)答案与解析

一、最佳选择题(共40题,每题1分。每题的备选项中,只有1个最符合题意。)

1. 【答案】B

【解析】本题考查香薷。香薷功似麻黄,药力较强,被誉为"夏月麻黄"。(1)香薷既能发汗而解表,又能化湿和中而解暑,还能开宣肺气而利水消肿。(2)香薷善治阴寒闭暑证、风水水肿。

2. 【答案】D

【解析】本题考查栀子。栀子苦寒清利,善清心、肺、三焦之火,导湿热从小便出。栀子入气分善于泻火而除烦;入血分善于凉血解毒而止血疗疮;入三焦善于清利湿热而利尿退黄;外用善于消肿止痛。

3. 【答案】C

【解析】本题考查知母。知母清热泻火,滋阴润燥。主治:(1)热病之壮热烦渴。(2)肺热咳嗽、燥热咳嗽、阴虚劳嗽。(3)阴虚火旺之潮热盗汗。(4)内热消渴、阴虚肠燥便秘。

4. 【答案】A

【解析】本题考查泻下药。大黄生用泻下力强,故应生用,且入汤剂应后下,或开水泡服。生大黄久煎或熟用,泻下力均减弱;酒大黄作用偏上,且活血力强;大黄炭偏于止血。

5. 【答案】D

【解析】本题考查祛风湿药。备选药物中,狗脊的功效为祛风湿,补肝肾,强腰膝;豨莶草性寒,为祛风湿热药;威灵仙与松节均能祛风湿,通络止痛;而川乌味辛、苦,性热,善于祛风湿、温经散寒、止痛,故对风湿痹证寒邪偏盛者尤宜。

6. 【答案】E

【解析】本题考查芳香化湿药。厚朴苦降辛散,善下气除胀满,为消除胀满的要药。临床上无论是湿阻中焦的脘腹胀满,还是食积便秘的脘腹胀满,均可使用。

7. 【答案】E

【解析】本题考查黄连。黄连配吴茱萸:黄连苦寒,善于清热燥湿、泻火解毒;吴茱萸大辛大热,善于燥湿止泻、疏肝下气。二者合用,既能泻火燥湿,又能疏肝和胃以制酸,临床常配伍治疗肝火犯胃、湿热中阻之呕吐泛酸,例如左金丸。

8. 【答案】A

【解析】本题考查浮小麦。浮小麦益气,除热止汗。主治:(1)气虚自汗,阴虚盗汗。(2)骨蒸潮热。

9. 【答案】C

【解析】本题考查独活。独活辛散苦燥,药性偏里偏下,尤善治疗少阴伏风头痛及下半身风寒湿痹。功效是祛风湿,止痛,解表。

10. 【答案】D

【解析】本题考查木通。木通既为治湿热淋痛与水肿之要药,又为治心火上炎、下移小肠之良药,还为治乳汁不下及湿热痹痛之佳品。功效是利尿通淋,泄热,通经下乳。

11. 【答案】B

    【解析】本题考查神曲。在备选答案中,皆能消食化积。但是神曲在其制作工艺内加用有青蒿、苍耳等兼有解表作用的药物,故而兼有解表之功,其余四药则无此功效。

12. 【答案】E

    【解析】本题考查雷丸。尽管雷丸可治上述五种虫病,但以驱杀绦虫疗效最佳。因其所含蛋白酶能使绦虫虫体蛋白质分解破坏。

13. 【答案】A

    【解析】本题考查白茅根。白茅根的功效是凉血止血,清热利尿,清肺胃热。其余四味药均无清肺胃热的作用。

14. 【答案】B

    【解析】本题考查姜黄。以上五味药均能活血行气止痛而用于瘀滞痛证,但姜黄辛散苦燥温通,外散风寒湿邪,内行气血、通经止痛,长于行肢臂经脉而除痹痛。

15. 【答案】A

    【解析】本题考查三七。三七苦泄温通,甘能补虚,行止兼补。既能化瘀而止血,又能活血而止痛,还兼能补虚而强身健体。具有止血不留瘀、化瘀不伤正之长,为治疗出血、瘀血之良药,兼体虚者更佳。功效是化瘀止血,活血定痛。

16. 【答案】A

    【解析】本题考查鸡血藤。功效是活血补血,调经止痛,舒筋活络。

17. 【答案】B

    【解析】本题考查益母草。既能活血化瘀调经,善治疗瘀血经产诸病。又能利尿消肿、清热解毒,治疗水瘀互阻之水肿及热毒瘀结之疮疹。

18. 【答案】E

    【解析】本题考查竹茹。既能清热化痰而止咳、除烦,为治疗痰热咳嗽及胆火挟痰之良药;又能清胃而止呕,为治疗胃热呕吐之要药;还能清热而安胎,为治疗胎热胎动所常用。

19. 【答案】C

    【解析】本题考查补气药。人参、党参能补气而无补阴功效,玄参滋阴而无补气功效,因此均不是正确选项。西洋参、太子参二药气阴双补,但太子参性平力缓,多用于气津两伤之轻证。故治疗气阴两伤证的是西洋参。

20. 【答案】B

    【解析】本题考查墨旱莲。本题备选答案的5味药均为补阴药,其中墨旱莲又兼有凉血止血的功效,故B项为正确答案。

21. 【答案】A

    【解析】本题考查桂枝合剂。桂枝合剂的功能是解肌发表,调和营卫。
    表实感冒颗粒,功能发汗解表,祛风散寒。感冒清热颗粒,功能疏风散寒,解表清热。
    正柴胡饮颗粒,功能发散风寒,解热止痛。银翘解毒丸,功能疏风解表,清热解毒。

22. 【答案】B

    【解析】本题考查保济丸。保济丸主治暑湿感冒,症见发热头痛、腹痛腹泻、恶心呕吐、肠胃不适;亦可用于晕车晕船。藿香正气水主治外感风寒,内伤湿滞或夏伤暑湿所致的感冒。参苏丸主治身体虚弱,感受风寒所致的感冒。六一散主治感受暑湿所致的暑湿证,外用治痱子。甘露消毒丸主治暑湿蕴结所致的湿温。

23.【答案】B
【解析】本题考查小建中合剂。小建中合剂具有温中补虚,缓急止痛的功能。主治脾胃虚寒所致的脘腹疼痛、喜温喜按、嘈杂吞酸、食少;胃及十二指肠溃疡见上述证候者。

24.【答案】A
【解析】本题考查通宣理肺丸。通宣理肺丸的药物组成为紫苏叶、麻黄、前胡、苦杏仁、桔梗、陈皮、半夏(制)、茯苓、枳壳(炒)、黄芩、甘草。

25.【答案】C
【解析】本题考查局方至宝散。局方至宝散主治热病属热入心包、热盛动风证。
安宫牛黄丸主治热病,邪入心包。
紫雪散主治热入心包、热动肝风证。
万氏牛黄清心丸主治热入心包、热盛动风证。
清开灵口服液主治外感风热时毒、火毒内盛。

26.【答案】D
【解析】本题考查济生肾气丸,功能是温肾化气,利水消肿。
桂附地黄丸,功能温补肾阳。
右归丸,功能温补肾阳,填精止遗。
五子衍宗丸,功能补肾益精。
青娥丸,功能补肾强腰。

27.【答案】E
【解析】本题考查人参养荣丸,主治心脾不足,气血两亏,形瘦神疲,食少便溏,病后虚弱。
八珍颗粒主治气血两虚,面色萎黄,食欲不振,四肢乏力,月经过多。
人参归脾丸主治心脾两虚、气血不足所致的心悸、怔忡、失眠健忘、食少体倦、面色萎黄,以及脾不统血所致的便血、崩漏、带下。
十全大补丸主治气血两虚,面色苍白,气短心悸,头晕自汗,体倦乏力,四肢不温,月经量多。
健脾生血颗粒主治脾胃虚弱及心脾两虚所致的血虚证,症见面色萎黄或无华、食少纳呆、脘腹胀闷、大便不调、烦躁多汗、倦怠乏力、舌胖色淡、苔薄白、脉细弱。

28.【答案】C
【解析】本题考查加味逍遥丸,药物组成为柴胡、栀子(姜炙)、牡丹皮、薄荷、白芍、当归、白术(麸炒)、茯苓、甘草、生姜。具有疏肝清热,健脾养血之功能。
解郁安神颗粒,功能疏肝解郁,安神定志。
朱砂安神丸,功能清心养血,镇惊安神。
小柴胡颗粒,功能解表散热,疏肝和胃。
逍遥颗粒,功能疏肝健脾,养血调经。

29.【答案】A
【解析】本题考查越鞠丸,主治郁热痰湿内生所致的脾胃气郁,症见胸脘痞闷、腹中胀满、饮食停滞、嗳气吞酸。
左金丸主治肝火犯胃,脘胁疼痛,口苦嘈杂,呕吐酸水,不喜热饮。

柴胡舒肝丸主治肝气不舒,症见胸胁痞闷、食滞不消、呕吐酸水。
气滞胃痛颗粒主治肝郁气滞,胸痞胀满,胃脘疼痛。
胃苏颗粒主治气滞型胃脘痛,症见胃脘胀痛、窜及两胁、得嗳气或矢气则舒、情绪郁怒则加重、胸闷食少、排便不畅、舌苔薄白、脉弦。

30.【答案】D
【解析】本题考查血塞通颗粒的药物组成,三七总皂苷。主治瘀血阻络所致的中风偏瘫、肢体活动不利、口眼㖞斜、胸痹心痛、胸闷气憋;中风后遗症及冠心病心绞痛属上述证候者。

31.【答案】B
【解析】本题考查止血定痛片,药物组成为煅花蕊石、三七、海螵蛸、甘草。功能散瘀,止血,止痛。主治十二指肠溃疡疼痛、出血,胃酸过多。
槐角丸主治血热所致的肠风便血、痔疮肿痛。
三七片主治出血兼瘀血证,症见咯血、吐血、衄血、便血、崩漏、外伤出血、胸腹刺痛、跌仆肿痛。
元胡止痛片主治气滞血瘀所致的胃痛、胁痛、头痛及痛经。
血府逐瘀口服液主治气滞血瘀所致的胸痹、头痛日久、痛如针刺而有定处、内热烦闷、心悸失眠、急躁易怒。

32.【答案】C
【解析】本题考查八正合剂,功能是清热,利尿,通淋。主治湿热下注所致的淋证,症见小便短赤、淋沥涩痛、口燥咽干等。
肾炎康复片,功能益气养阴,健脾补肾,清解余毒。
肾炎四味片,功能清热利尿,补气健脾。
癃闭舒胶囊,功能益肾活血,清热通淋。
三金片,功能清热解毒,利湿通淋,益肾。

33.【答案】C
【解析】本题考查痛风定胶囊,功能清热祛湿,活血通络定痛。主治湿热瘀阻所致的痹病,症见关节红肿热痛、伴有发热、汗出不解、口渴心烦、小便黄、舌红苔黄腻、脉滑数;痛风见上述证候者。
小活络丸主治风寒湿邪闭阻、痰瘀阻络所致的痹病,症见肢体关节疼痛,或冷痛,或刺痛,或疼痛夜甚、关节屈伸不利、麻木拘挛。
木瓜丸主治风寒湿闭阻所致的痹病,症见关节疼痛、肿胀、屈伸不利、局部恶风寒、肢体麻木、腰膝酸软。
风湿骨痛丸主治寒湿闭阻经络所致的痹病,症见腰脊疼痛、四肢关节冷痛;风湿性关节炎见上述证候者。
颈复康颗粒主治风湿瘀阻所致的颈椎病。

34.【答案】E
【解析】本题考查地榆槐角丸,主治脏腑实热、大肠火盛所致的肠风便血、痔疮肛瘘、湿热便秘、肛门肿痛。
内消瘰疬丸主治痰湿凝滞所致的瘰疬,症见皮下结块、不热不痛。
小金丸主治痰气凝滞所致的瘰疬、瘿瘤、乳岩、乳癖。

阳和解凝膏主治脾肾阳虚、痰瘀互结所致的阴疽、瘰疬未溃、寒湿痹痛。

乳癖消胶囊主治痰热互结所致的乳癖、乳痈。

35.【答案】B

【解析】本题考查八珍益母丸,功能是益气养血,活血调经。主治气血两虚兼有血瘀所致的月经不调,症见月经周期错后、行经量少、淋漓不净、精神不振、肢体乏力。

少腹逐瘀丸主治寒凝血瘀所致的月经后期、痛经、产后腹痛。

安坤颗粒主治阴虚血热所致的月经先期、月经量多、经期延长。

乌鸡白凤丸主治气血两虚,身体瘦弱,腰膝酸软,月经不调,崩漏带下。

固经丸主治阴虚血热所致的月经先期。

36.【答案】B

【解析】本题考查儿感清口服液,功能解表清热,宣肺化痰。

小儿热速清口服液,功能清热解毒,泻火利咽。

解肌宁嗽丸,功能解表宣肺,止咳化痰。

小儿咽扁颗粒,功能清热利咽,解毒止痛。

小儿化毒散,功能清热解毒,活血消肿。

37.【答案】A

【解析】本题考查小儿消食片,功能消食化滞,健脾和胃。

小儿化食丸,功能消食化滞,泻火通便。

一捻金,功能消食导滞,祛痰通便。

健脾消丸,功能健脾,和胃,消食,化滞。

肥儿丸,功能健胃消积,驱虫。

38.【答案】C

【解析】本题考查鹭鸶咯丸,主治痰浊阻肺所致的顿咳、咳嗽,症见咳嗽阵作、痰鸣气促、咽干声哑;百日咳见上述证候者。

小儿咳喘灵颗粒主治小儿外感风热所致的感冒、咳喘。

清宣止咳颗粒主治小儿外感风热所致的咳嗽。

儿童清肺丸主治小儿风寒外束、肺经痰热所致的面赤身热、咳嗽气促、痰多黏稠、咽痛声哑。

小儿消积止咳口服液主治小儿饮食积滞、痰热蕴肺所致的咳嗽、夜间加重、喉间痰鸣、腹胀、口臭。

39.【答案】E

【解析】本题考查明目地黄丸,功能滋肾,养肝,明目。主治肝肾阴虚所致的目涩畏光、视物模糊、迎风流泪。

明目蒺藜丸主治上焦火盛引起的暴发火眼(红眼病)、云蒙障翳、羞明多眵、眼边赤烂、红肿痛痒、迎风流泪。

明目上清片主治外感风热所致的暴发火眼、红肿作痛、头晕目眩、眼边刺痒、大便燥结、小便赤黄。

八宝眼药散主治肝胃火盛所致的目赤肿痛、眼缘溃烂、畏光怕风、眼角涩痒。

黄连羊肝丸主治肝火旺盛所致的目赤肿痛,视物昏暗,羞明流泪,胬肉攀睛。

40.【答案】A

【解析】本题考查冰硼散,主治热毒蕴结所致的咽喉疼痛、牙龈肿痛、口舌生疮。

桂林西瓜霜主治风热上攻、肺胃热盛所致的乳蛾、喉痹、口糜。

复方鱼腥草片主治外感风热所致的急喉痹、急乳蛾。

六神丸主治烂喉丹痧,咽喉肿痛,喉风喉痈,单双乳蛾,小儿热疖,痈疡疔疮,乳痈发背,无名肿毒。

玄麦甘桔含片的药物组成为玄参、麦冬、桔梗、甘草。主治阴虚火旺,虚火上浮,口鼻干燥,咽喉肿痛。

二、配伍选择题(共60题,每题1分。备选答案在前,试题在后。每组题均对应同一组备选答案,每题只有一个正确答案。每个备选答案可重复选用,也可不选用。)

[41-43]

【答案】41. D、42. E、43. A

【解析】本组题考查解表药。桑叶解表兼凉血,柴胡解表兼升阳,紫苏解表兼安胎。

[44-46]

【答案】44. A、45. B、46. A

【解析】本组题考查清热药。连翘除能清热解毒外,又能疏散风热;大青叶除能清热解毒外,又能凉血消斑;金银花除能清热解毒外,又能疏散风热。

[47-48]

【答案】47. A、48. C

【解析】大青叶的功效是清热解毒,凉血消斑,利咽消肿;板蓝根的功效是清热解毒,凉血,利咽;青黛的功效是清热解毒,凉血消斑,清肝泻火,定惊。可见大青叶、板蓝根、青黛均具有清热解毒,凉血的作用。重楼的功效是清热解毒,消肿止痛,息风定惊;牛黄的功效是清热解毒,息风止痉,化痰开窍。故重楼和牛黄共同具有的作用是清热解毒,息风止痉。

[49-50]

【答案】49. A、50. C

【解析】大黄苦寒沉降,能泄热,故热结便秘尤为适宜;芒硝味咸润燥软坚,适宜大便燥结者。

[51-52]

【答案】51. A、52. E

【解析】防己的功效是祛风湿,止痛,利水消肿;五加皮的功效是祛风湿,补肝肾,强筋骨,利水。故防己与五加皮的共同功效是祛风湿,利水消肿。雷公藤的功效是祛风湿,活血通络,消肿止痛,杀虫解毒;穿山龙的功效是祛风湿,活血通络,化痰止咳。故雷公藤与穿山龙的共同功效是祛风湿,活血通络。

[53-54]

【答案】53. D、54. A

【解析】本组题考查平肝息风药。柴胡为治肝胆疾患之要药;石决明为治肝阳上亢及目疾之要药。

[55-56]

【答案】55. C、56. B

【解析】苍术辛温苦燥,善燥湿健脾,祛风湿,治疗湿阻中焦、风寒湿痹。砂仁除化湿行气、温中止泻外,尚可安胎,用于治疗气滞胎动不安,其止泻作用适宜治中焦虚寒的泄泻。

[57-58]

【答案】57. A、58. B

【解析】备选答案中,虽皆为利水渗湿药的主治病证,但石韦药性寒凉,清利膀胱而通淋,兼可止血,尤宜于血淋。萆薢善利湿而分清去浊,为治膏淋要药,用于膏淋,小便混浊,白如米泔。

[59-60]

【答案】59. A、60. E

【解析】滑石具有的功效是利尿通淋,清热解暑;虎杖具有的功效是利湿退黄,清热解毒,散瘀止痛,化痰止咳,泻下通便。二者均无祛风除痹,健脾宁心,通气下乳的功效。

[61-62]

【答案】61. A、62. B

【解析】附子具有回阳救逆、补火助阳、散寒止痛的功效,干姜具有温中散寒、回阳通脉、温肺化饮的功效,故附子、干姜的共同功效是散寒止痛、回阳。肉桂具有补火助阳、散寒止痛、温经通脉、引火归元的功效,丁香具有温中降逆、散寒止痛、温肾助阳的功效,故肉桂、丁香的共同功效是散寒止痛、助阳。

[63-64]

【答案】63. A、64. B

【解析】尽管吴茱萸能用于治疗厥阴头痛、寒疝腹痛等,但该药入肝经,善驱肝经之寒邪,尤以治厥阴头痛为其特点,是其他任何药物都无法取代的;小茴香可用于治疗寒疝腹痛、脘腹冷痛等,且该药善入肝经,尤以治疗寒疝腹痛为其特点。

[65-66]

【答案】65. D、66. C

【解析】上述备选答案中,理气功能较强、能破气的有青皮和枳实,但只有枳实又能消除痞满、化痰消积,其余陈皮、佛手、荔枝核均无破气除痞、化痰消积之功。只有青皮又能疏肝破气、消积化滞,其余陈皮、佛手、荔枝核均无疏肝破气、消积化滞的功效。

[67-68]

【答案】67. B、68. E

【解析】治湿热泻痢、里急后重应用黄连,取其清热解毒、燥湿止痢之功。而缓解腹痛里急后重,必须配伍行气导滞之品。木香辛行苦降,善行大肠之滞气,为治湿热泻痢、里急后重之要药,常与黄连配伍应用。香附、陈皮、乌药虽可用于胃肠气滞,但泻痢里急后重不用。枳实也和黄连配伍治湿热泻痢、里急后重,但最宜与黄连配伍的应是木香。治痰湿阻闭、胸阳不振之胸痹疼痛宜化痰除痞、温通胸阳,薤白为通阳散结行气导滞之品,治疗本证应与有化痰除痞功效的药物配伍。备选答案中,枳实能行气化痰以除痞,破气除满而止痛,最宜和薤白配伍。香附、木香、乌药无化痰之功,陈皮虽可化痰,但行气导滞、消痞除满之力不及枳实。

[69-70]

【答案】69. D、70. A

【解析】香附的功效是疏肝解郁,调经止痛,理气调中。川楝子的功效是行气止痛,杀虫。

[71-74]

【答案】71. C、72. E、73. B、74. A

【解析】本组题考查中药功效。香附的功效有疏肝理气,调经止痛;吴茱萸的功效有疏肝下气,散寒止痛;白芍的功效有平抑肝阳,柔肝止痛;牡蛎的功效有平肝潜阳,制酸止痛。

[75—76]

【答案】75. C、76. D

【解析】出血的原因很多,且性质和部位各有不同。艾叶温经止血,以治虚寒性出血为宜,尤善治崩漏下血。白及收敛止血,可用于治疗多种出血证,尤以治肺胃出血见长。

[77—78]

【答案】77. A、78. D

【解析】三棱、莪术既能破血行气,用于癥瘕积聚,又能消积止痛而用于食积腹痛;土鳖虫既能破血逐瘀而用于癥瘕积聚,又能续筋接骨而用于骨折筋伤。

[79—80]

【答案】79. A、80. D

【解析】备选答案中,五者皆有安神功效,但朱砂药性寒凉,又能清心火,清热解毒。酸枣仁既能养心安神,又能收敛止汗。

[81—85]

【答案】81. A、82. B、83. C、84. E、85. D

【解析】备选答案中,人参、西洋参、党参、黄芪、山药这5味药都能补益脾肺之气,但其中人参又可入心肾而补心气、益肾气;西洋参气阴双补,且性味苦凉清热;以上5药均能益气生津,但只有党参具有养血功效;人参、山药都可益肾,但只有山药能补肾涩精;5药中仅黄芪长于升阳固表。

[86—89]

【答案】86. E、87. A、88. C、89. B

【解析】本组题考查妇科中成药。用于阴虚血热引起的月经不调的是安坤颗粒;用于气滞血虚引起的月经不调的是七制香附丸;用于寒凝血瘀引起的月经不调的是少腹逐瘀丸;用于气血两虚引起的月经不调的是乌鸡白凤丸。

[90—92]

【答案】90. A、91. C、92. E

【解析】白带丸,功能清热,除湿,止带。主治湿热下注所致的带下病,症见带下量多、色黄、有味。安坤颗粒,功能滋阴清热,养血调经。主治阴虚血热所致的月经先期、月经量多、经期延长,症见月经期提前、经量较多、行经天数延长、经色红质稀、腰膝酸软、五心烦热;放节育环后出血见上述证候者。

七制香附丸,功能舒肝理气,养血调经。主治气滞血虚所致的痛经、月经量少、闭经,症见胸胁胀痛、经行量少、行经小腹胀痛、经前双乳胀痛、经水数月不行。

[93—94]

【答案】93. E、94. B

【解析】坤宝丸的主要作用是滋补肝肾,养血安神;更年安片的主要作用是滋阴清热,除烦安神。

[95—97]

【答案】95. A、96. B、97. D

【解析】鹭鸶咯丸,功能宣肺,化痰,止咳。主治痰浊阻肺所致的顿咳、咳嗽,症见咳嗽阵作、痰鸣气促、咽干声哑;百日咳见上述证候者。

　　儿童清肺丸,功能清肺,解表,化痰,止嗽。主治小儿风寒外束、肺经痰热所致的面赤身热、咳嗽气促、痰多黏稠、咽痛声哑。

　　小儿咳喘灵颗粒,功能宣肺清热,止咳祛痰,平喘。主治小儿外感风热所致的感冒、咳嗽,症见发热、恶风、微有汗出、咳嗽咯痰、咳喘气促;上呼吸道感染、支气管炎、肺炎见上述证候者。

　　清宣止咳颗粒,功能疏风清热,宣肺止咳。主治小儿外感风热所致的咳嗽,症见咳嗽、咯痰、发热或鼻塞、流涕、微恶风寒、咽红或痛、苔薄黄等。

　　小儿消积止咳口服液,功能清热肃肺,消积止咳。主治小儿饮食积滞、痰热蕴肺所致的咳嗽、夜间加重、喉间痰鸣、腹胀、口臭。

[98-100]

　　【答案】98.C、99.D、100.E

　　【解析】明目上清片,功能清热散风,明目止痛。

　　黄连羊肝丸,功能泻火明目。

　　明目地黄丸,功能滋肾,养肝,明目。

　　复方血栓通胶囊,功能活血化瘀,益气养阴。

　　障眼明片,功能补益肝肾,退翳明目。

三、综合分析选择题(共10题,每题1分。题干分为若干组,每组题目基于同一个临床情景、病例、实例或者案例的背景信息逐题展开。每题的备选项中,只有一个最佳答案。)

[101-103]

101.【答案】A

　　【解析】本题考查人参的作用,大补元气,补脾益肺,生津止渴,安神益智。

102.【答案】B

　　【解析】本题考查配伍。若患者病情发展,口渴、大汗症状加重,人参常配伍的药物组是麦冬、五味子。

103.【答案】E

　　【解析】本题考查用法。人参入煎剂的正确用法是文火另煎兑服。

[104-106]

104.【答案】C

　　【解析】香连丸的作用为清热化湿,行气止痛。主治大肠湿热所致的痢疾,症见大便脓血、里急后重、发热腹痛;肠炎、细菌性痢疾见上述证候者。

105.【答案】B

　　【解析】香连丸的药物组成为萸黄连、木香。方中,黄连善于清热燥湿、泻火解毒,为治疗湿热痢疾之要药,故为君药。

106.【答案】E

　　【解析】白头翁的作用为清热解毒,凉血止痢。

[107-110]

107.【答案】A

　　【解析】六君子丸,功能补脾益气,燥湿化痰。主治脾胃虚弱,食量不多,气虚痰多,腹胀便溏。

108. 【答案】E

【解析】六君子丸的药物组成为党参、白术(麸炒)、茯苓、半夏(制)、陈皮、炙甘草。其中,党参善补中气、益肺气,故为君药。

109. 【答案】B

【解析】本题考查香砂六君丸。

药物组成为党参、炒白术、茯苓、陈皮、木香、砂仁、姜半夏、炙甘草。

功能益气健脾,和胃。

主治脾虚气滞,消化不良,嗳气食少,脘腹胀满,大便溏泄。

110. 【答案】C

【解析】本题考查四物合剂。

药物组成为熟地黄、当归、白芍、川芎。

功能补血调经。

主治血虚所致的面色萎黄、头晕眼花、心悸气短及月经不调。

四、多项选择题(共 10 题,每题 1 分。每题的备选项中有 2 个或 2 个以上正确答案。少选、错选、多选均不得分。)

111. 【答案】ABCDE

【解析】本题考查桂枝的主治病证,功效是发汗解肌,温通经脉,助阳化气。

主治:

(1)风寒表虚有汗证,风寒表实无汗证。

(2)风寒湿痹证。

(3)寒凝血滞之月经不调、痛经、经闭,癥瘕。

(4)胸痹,阳虚心悸。

(5)虚寒腹痛。

(6)阳虚水肿(蓄水水肿)。

(7)痰饮证。

112. 【答案】BDE

【解析】本题考查威灵仙的主治病证,功效是祛风湿,通经络,消痰水,治骨鲠。

主治:

(1)风寒湿痹,肢体拘挛,瘫痪麻木。

(2)痰饮积聚,诸骨鲠喉。

113. 【答案】ABCD

【解析】本题考查中药的功效。既能活血又可止血的药物是三七、茜草、五灵脂、蒲黄。

114. 【答案】ABCDE

【解析】白前的功效是降气化痰止咳;前胡的功效是降气化痰,宣散风热;旋覆花的功效是消痰行水,降气止呕;苏子的功效是降气化痰,止咳平喘,润肠通便;苦杏仁的功效是止咳平喘,润肠通便,其止咳平喘是通过宣降肺气而起效的。

115. 【答案】ABCDE

【解析】虽然茯苓、薏苡仁为利水渗湿药,苍术为化湿药,白术与白扁豆为补气药,但均有健脾的功效,故 5 个备选答案都正确。

116. 【答案】BD

【解析】防风通圣丸,功能解表通里,清热解毒。

主治外寒内热,表里俱实,恶寒壮热,头痛咽干,小便短赤,大便秘结,瘰疬初起,风疹湿疮。

117. 【答案】AD

【解析】养阴清肺膏,功能养阴润燥,清肺利咽。

主治阴虚燥咳,咽喉干痛,干咳少痰,或痰中带血。

118. 【答案】ABCDE

【解析】本题考查小儿化食丸。功能消食化滞,泻火通便。主治食滞化热所致的积滞,症见厌食、烦躁、恶心呕吐、口渴、脘腹胀满、大便干燥。

119. 【答案】ABC

【解析】本题考查含有川乌的中成药,小活络丸、木瓜丸、风湿骨痛丸中都含有川乌。

120. 【答案】ABCDE

【解析】本题考查四逆汤的使用注意事项。方中所含附子有毒,故不宜过量久服,孕妇禁用。湿热、阴虚、实热所致腹痛、泄泻者忌用。冠心病心绞痛病情急重者应配合抢救措施。不宜单独用于休克,应结合其他抢救措施。